人畜共患病诊断与治疗

王　燕　代豪庆　彭维祺　主编

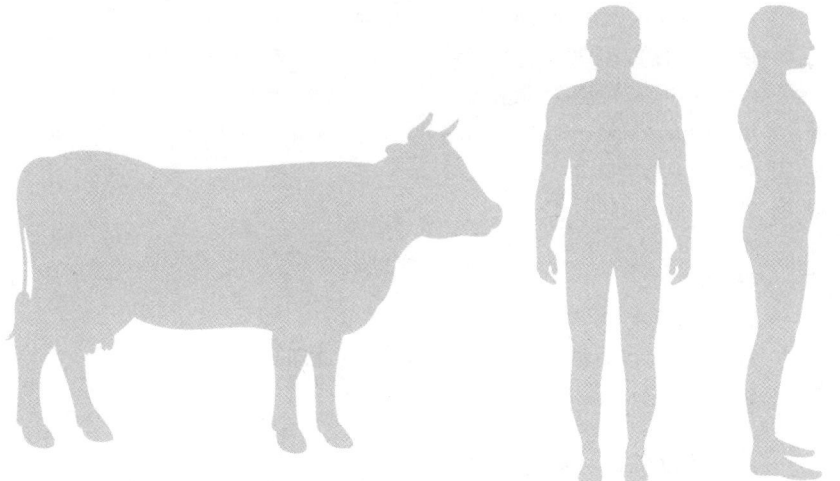

中国农业科学技术出版社

图书在版编目（CIP）数据

人畜共患病诊断与治疗／王燕，代豪庆，彭维祺主编．－－北京：中国农业科学技术出版社，2025.8.
ISBN 978-7-5116-7465-4

Ⅰ.R535

中国国家版本馆 CIP 数据核字第 20257LU027 号

责任编辑	张国锋
责任校对	李向荣
责任印制	姜义伟　王思文

出版者	中国农业科学技术出版社
	北京市中关村南大街 12 号　邮编：100081
电　话	（010）82109705（编辑室）　（010）82106624（发行部）
	（010）82109709（读者服务部）
网　址	https://castp.caas.cn
经销者	各地新华书店
印刷者	北京科信印刷有限公司
开　本	148 mm×210 mm　1/32
印　张	6.625
字　数	200 千字
版　次	2025 年 8 月第 1 版　2025 年 8 月第 1 次印刷
定　价	48.00 元

◆ 版权所有·翻印必究 ▶

《人畜共患病诊断与治疗》编委会

主　编　王　燕　代豪庆　彭维祺

副主编　孙　娟　葛慎锋　胡　斌　高晓龙
　　　　　梅　力　徐伟平　梁小江　唐红英
　　　　　汪审岳　刘少辉

编　委　吴　迪　陆明活　黄　韦　陈　铭
　　　　　张晓亮　王忠海　步波涛　王酩云
　　　　　翟秦虹　仇泽凯　操　君　林泳杰
　　　　　许楠楠　李云鹏　成栓之

前　言

　　人畜共患病主要是指人与家养、驯养、宠物等动物共患的疾病。它是由病毒、细菌、衣原体、立克次体、支原体、螺旋体、真菌、原虫和蠕虫等病原体所引起的各种疾病的总称。目前，人类的健康和社会经济的发展受到来自动物、昆虫、食品、水源、土壤等传播的人畜共患病以及来源于污染环境的毒物、抗生素的滥用和生物恐怖袭击等因素的威胁，而且是面临新老传染病的双重威胁，人类与人畜共患病的斗争历程将是漫长和艰苦的，也许人畜共患病将伴随人类历史的始终。因此，人畜共患病的防控形势异常严峻，任务更为艰巨。

　　人畜共患病的发生和流行，不仅严重危害畜牧业发展，影响畜产品的质量与安全，而且直接威胁人类的健康和生存。尤其是我国加入世界贸易组织后，对动物防疫检疫和畜产品安全提出了新的更高的要求。为了进一步加强人畜共患病防控工作，确保畜产品安全和人民群众身体健康，我们组织长期从事动物防疫和诊疗工作、有着较为丰富的专业知识和临床实践经验的一线工作者，编写了《人畜共患病诊断与治疗》。全书比较详尽地介绍了我国《人畜共患传染病名录》中的24种人畜共患病的类型及其传播机制，从病原、流行特点、临床症状与病理变化和实验室诊断等方面讨论了诊断工具和方法，简单介绍了人患病后的临床症状；在防治措施部分，重视药物选择使用，特别重视人员防护，对于提升公民公共健康意识和应对公共卫生挑战具有重要的指导意义。

　　本书在编写过程中，力求既重实践又讲理论，诊疗技术先进实用，体现了最新兽医科技发展水平；语言上通俗易懂，是一本专业、全面、系统、实用的兽医临床、动物防疫工具书，可供广大基层临床兽医、防疫人员，从事养殖、屠宰加工人员和农业院校师生参考使用。

  在编写过程中，参考了国内外多位作者的资料和著作，在此表示衷心的感谢。由于编者水平有限，书中不足和疏漏在所难免，敬请同行和广大读者批评指正。

编　者

2025 年 1 月

目　　录

第一章　人畜共患病概述 …………………………………… 1
　第一节　人畜共患病的概念与危害 ………………………… 1
　第二节　人畜共患病的流行病学 …………………………… 11
　第三节　人畜共患病的防控 ………………………………… 23
第二章　重要人畜共患病诊断与治疗 ……………………… 30
　第一节　高致病性禽流感 …………………………………… 30
　第二节　布鲁氏菌病 ………………………………………… 40
　第三节　牛结核病 …………………………………………… 57
　第四节　狂犬病 ……………………………………………… 67
　第五节　炭疽 ………………………………………………… 73
　第六节　棘球蚴病（包虫病） ……………………………… 82
　第七节　日本血吸虫病 ……………………………………… 90
　第八节　马鼻疽 ……………………………………………… 96
　第九节　弓形虫病 …………………………………………… 104
　第十节　钩端螺旋体病 ……………………………………… 112
　第十一节　沙门氏菌病 ……………………………………… 118
　第十二节　日本脑炎（流行性乙型脑炎） ………………… 130
　第十三节　猪链球菌Ⅱ型感染 ……………………………… 135
　第十四节　旋毛虫病 ………………………………………… 140
　第十五节　囊尾蚴病 ………………………………………… 144

· 1 ·

第十六节　李氏杆菌病 …………………………… 149

第十七节　类鼻疽 ………………………………… 154

第十八节　片形吸虫病 …………………………… 160

第十九节　鹦鹉热 ………………………………… 165

第二十节　Q热 …………………………………… 170

第二十一节　利什曼原虫病 ……………………… 174

第二十二节　华支睾吸虫病 ……………………… 178

第二十三节　牛海绵状脑病 ……………………… 181

第二十四节　尼帕病毒性脑炎 …………………… 186

附录　全国畜间人兽共患病防治规划（2022—2030年）………… 190

参考文献 ………………………………………………………………… 204

第一章 人畜共患病概述

第一节 人畜共患病的概念与危害

一、与人畜共患病有关的几个概念

(一) 人兽共患病、人畜共患病与畜间人畜共患病

1. 人兽共患病

根据世界卫生组织（WHO）和联合国粮食与农业组织（FAO）的定义，人兽共患病是指"人和脊椎动物由共同病原体引起的，又在流行病学上有关联的疾病"。世界动物卫生组织（WOAH）的定义是：人兽共患病是所有来源于动物的人类传染病或疾病。人兽共患病除家畜禽外，还包括野生动物及两栖类等广范围动物种类，比人畜共患病更为广义。随着对人兽共患病的逐步了解和人兽共患病涉及范围的逐步扩大，人兽共患病定义可能外延。

人类人兽共患病病原体主要来源于人类饲养、驯化的畜禽和野生脊椎动物。比较公认的人兽共患病有200~250种，我国发现的人兽共患病有90多种。

2. 人畜共患病

人畜共患病主要是指人与家养、驯养、宠物等动物共患的疾病。《中华人民共和国传染病防治法》和《中华人民共和国动物防疫法》中目前使用的名称是"人畜共患病"。

2022年6月23日，我国农业农村部发布了第571号公告，对原

《人畜共患传染病名录》进行了修订，新公布的《人畜共患传染病名录》共24种，分别是：牛海绵状脑病、高致病性禽流感、狂犬病、炭疽、布鲁氏菌病、弓形虫病、棘球蚴病、钩端螺旋体病、沙门氏菌病、牛结核病、日本血吸虫病、日本脑炎（流行性乙型脑炎）、猪链球菌Ⅱ型感染、旋毛虫病、囊尾蚴病、马鼻疽、李氏杆菌病、类鼻疽、片形吸虫病、鹦鹉热、Q热、利什曼原虫病、尼帕病毒性脑炎和华支睾吸虫病。本书所介绍的就是这一类疾病。

3. 畜间人畜共患病

畜间人畜共患病是指在家养牲畜（如牛、羊、猪等）与人类之间自然传播的感染性疾病，其核心特征为病原体可在畜群中持续存在，并通过直接接触、环境媒介等途径感染人类。在人畜共患病中，畜间人畜共患传染病的危害最大。

我国农业农村部2022年9月14日印发的《全国畜间人兽共患病防治规划（2022—2030年）》中，需要实施防治防范的主要畜间人兽共患病，也正是《人畜共患传染病名录》中的24种。实施防治防范的主要畜间人兽共患病见表1-1。

表1-1　实施防治防范的主要畜间人兽共患病

病种分类	病种
重点防治（8种）	高致病性禽流感、布鲁氏菌病、牛结核病、狂犬病、炭疽、包虫病（棘球蚴病）、日本血吸虫病、马鼻疽
常规防治（14种）	弓形虫病、钩端螺旋体病、沙门氏菌病、日本脑炎（流行性乙型脑炎）、猪链球菌Ⅱ型感染、旋毛虫病、囊尾蚴病、李氏杆菌病、类鼻疽、片形吸虫病、鹦鹉热、Q热、利什曼原虫病、华支睾吸虫病
外来防范（2种）	牛海绵状脑病、尼帕病毒性脑炎

（二）本书有关的其他几个概念

1. 宿主

宿主是指对病原易感程度不同的动物、媒介生物或人。

2. 保藏宿主

保藏宿主是指自然状态下病原长期生存的场所。脊椎动物是人兽共患病的主要保藏宿主。除动物和媒介生物外，保藏宿主还包括非生物环境（如土壤、腐物和水）。

3. 储存宿主

储存宿主也称为保虫宿主，是指某些寄生虫既可寄生于人体，也可寄生于某些脊椎动物。这些脊椎动物体内的寄生虫在一定条件下可以传播给人。例如，利什曼原虫既可寄生于人体，也可寄生于犬的体内，因此犬是利什曼原虫的储存宿主。

4. 携带宿主

携带宿主通常指的是那些被寄生虫感染后，寄生虫在其体内长期存在但不表现出明显症状的动物，是人兽共患病持续存在的重要因素。这些动物在流行病学上被称为携带宿主或带虫者。例如，牛被巴贝斯虫感染后，牛成为带虫者，但并不表现出明显的疾病症状。

5. 病原

病原是指能够引起传染病或感染的所有病原微生物。这类微生物能够侵入机体，进而引起机体感染。

6. 新现人畜共患病

新现人畜共患病是指新认识、新涉及或以前发生过，但在地理、宿主或媒介范围发生率明显增加或扩展的人畜共患病。人们更加关注新现人畜共患病对人类健康的威胁，目前这种高发趋势可能会延续下去。

（三）一、二、三类动物疫病

根据《中华人民共和国动物防疫法》有关规定，我国农业农村部于2022年6月23日对原《一、二、三类动物疫病病种名录》进行了修订并重新发布了第573号公告。公告中一、二、三类动物疫病病种分别如下。

1. 一类动物疫病（11种）

口蹄疫、猪水疱病、非洲猪瘟、尼帕病毒性脑炎、非洲马瘟、牛海绵状脑病、牛瘟、牛传染性胸膜肺炎、痒病、小反刍兽疫、高致病性禽流感。

2. 二类动物疫病（37种）

多种动物共患病（7种）：狂犬病、布鲁氏菌病、炭疽、蓝舌病、日本脑炎、棘球蚴病、日本血吸虫病。

牛病（3种）：牛结节性皮肤病、牛传染性鼻气管炎（传染性脓疱外阴阴道炎）、牛结核病。

绵羊和山羊病（2种）：绵羊痘和山羊痘、山羊传染性胸膜肺炎。

马病（2种）：马传染性贫血、马鼻疽。

猪病（3种）：猪瘟、猪繁殖与呼吸综合征、猪流行性腹泻。

禽病（3种）：新城疫、鸭瘟、小鹅瘟。

兔病（1种）：兔出血症。

蜜蜂病（2种）：美洲蜜蜂幼虫腐臭病、欧洲蜜蜂幼虫腐臭病。

鱼类病（11种）：鲤春病毒血症、草鱼出血病、传染性脾肾坏死病、锦鲤疱疹病毒病、刺激隐核虫病、淡水鱼细菌性败血症、病毒性神经坏死病、传染性造血器官坏死病、流行性溃疡综合征、鲫造血器官坏死病、鲤浮肿病。

甲壳类病（3种）：白斑综合征、十足目虹彩病毒病、虾肝肠胞虫病。

3. 三类动物疫病（126种）

多种动物共患病（25种）：伪狂犬病、轮状病毒感染、产气荚膜梭菌病、大肠杆菌病、巴氏杆菌病、沙门氏菌病、李氏杆菌病、链球菌病、溶血性曼氏杆菌病、副结核病、类鼻疽、支原体病、衣原体病、附红细胞体病、Q热、钩端螺旋体病、东毕吸虫病、华支睾吸虫病、囊尾蚴病、片形吸虫病、旋毛虫病、血矛线虫病、弓形虫病、伊氏锥虫病、隐孢子虫病。

牛病（10种）：牛病毒性腹泻、牛恶性卡他热、地方流行性牛白血病、牛流行热、牛冠状病毒感染、牛赤羽病、牛生殖道弯曲杆菌病、毛滴虫病、牛梨形虫病、牛无浆体病。

绵羊和山羊病（7种）：山羊关节炎/脑炎、梅迪-维斯纳病、绵羊肺腺瘤病、羊传染性脓疱皮炎、干酪性淋巴结炎、羊梨形虫病、羊无浆体病。

马病（8种）：马流行性淋巴管炎、马流感、马腺疫、马鼻肺炎、马病毒性动脉炎、马传染性子宫炎、马媾疫、马梨形虫病。

猪病（13种）：猪细小病毒感染、猪丹毒、猪传染性胸膜肺炎、猪波氏菌病、猪圆环病毒病、格拉瑟病、猪传染性胃肠炎、猪流感、猪丁型冠状病毒感染、猪塞内卡病毒感染、仔猪红痢、猪痢疾、猪增生性肠病。

禽病（21种）：禽传染性喉气管炎、禽传染性支气管炎、禽白血病、传染性法氏囊病、马立克病、禽痘、鸭病毒性肝炎、鸭浆膜炎、鸡球虫病、低致病性禽流感、禽网状内皮组织增殖病、鸡病毒性关节炎、禽传染性脑脊髓炎、鸡传染性鼻炎、禽坦布苏病毒感染、禽腺病毒感染、鸡传染性贫血、禽偏肺病毒感染、鸡红螨病、鸡坏死性肠炎、鸭呼肠孤病毒感染。

兔病（2种）：兔波氏菌病、兔球虫病。

蚕、蜂病（8种）：蚕多角体病、蚕白僵病、蚕微粒子病、蜂螨病、瓦螨病、亮热厉螨病、蜜蜂孢子虫病、白垩病。

犬猫等动物病（10种）：水貂阿留申病、水貂病毒性肠炎、犬瘟热、犬细小病毒病、犬传染性肝炎、猫泛白细胞减少症、猫嵌杯病毒感染、猫传染性腹膜炎、犬巴贝斯虫病、利什曼原虫病。

鱼类病（11种）：真鲷虹彩病毒病、传染性胰脏坏死病、牙鲆弹状病毒病、鱼爱德华氏菌病、链球菌病、细菌性肾病、杀鲑气单胞菌病、小瓜虫病、黏孢子虫病、三代虫病、指环虫病。

甲壳类病（5种）：黄头病、桃拉综合征、传染性皮下和造血组织坏死病、急性肝胰腺坏死病、河蟹螺原体病。

贝类病（3种）：鲍疱疹病毒病、奥尔森派琴虫病、牡蛎疱疹病毒病。

两栖与爬行类病（3种）：两栖类蛙虹彩病毒病、鳖腮腺炎病、蛙脑膜炎败血症。

二、人畜共患病的分类

人畜共患病种类繁多，对其按照一定规律分类，是人们认识、控制和消灭疾病的前提。目前，人畜共患病还没有统一的分类方法。一般是按照病原体在生物界的属性进行分类，便于进行系统的研究和实际应用。也有按照病原体储存宿主的性质分类或按照病原体生活史的类型分类的，这样便于了解人和动物在流行病学上的关系，有利于人畜共患病的防控。

（一）按照病原体的生物学属性分类

这种分类方法是医学和兽医学上通用的分类法。本法将人畜共患病分为病毒病、细菌病、衣原体病、立克次体病、真菌病、寄生虫病等。病毒病又可分为接触性传染的病毒病、虫媒性传染的病毒病和朊病毒病等。细菌病又可再分为革兰氏阴性细菌病、革兰氏阳性细菌病、放线菌病等。寄生虫病也可进一步分为原虫病、蠕虫病（包括绦虫病、吸虫病、线虫病及棘头虫病）和外寄生虫病。

（二）按照病原体储存宿主的性质分类

1. 以动物为主的（动物源性）人畜共患病

病原体的储存宿主是动物，通常在动物之间传播，偶尔感染人类。人感染后则成为病原体传播的生物学终端（除鼠疫等少数病以外），失去继续传播的机会，如棘球蚴病、旋毛虫病等。

2. 以人为主的（人源性）人畜共患病

病原体的储存宿主是人，通常在人与人之间传播，偶尔感染动物。动物感染后则成为病原体传播的生物学终端，没有继续传播的机会，如人型结核病等。

3. 人畜并重的（互源性）人畜共患病

人和动物都是其病原体的储存宿主，在自然条件下，人与人之间、动物与动物之间及人与动物之间均可传播和感染，人和动物互为传染源，如结核病、炭疽、日本血吸虫病、钩端螺旋体病等。

4. 真性人畜共患病

病原体必须以动物和人分别作为其中间宿主和终末宿主，缺一不可。这种人畜共患病和下述的周生性人畜共患病是相同的，如猪带绦虫病和猪囊尾蚴病、牛带绦虫病和牛囊尾蚴病等。

(三) 按照病原体的生活史分类

1. 直接人畜共患病

直接人畜共患病指通过直接接触、媒介物和机械性媒介昆虫传播的人畜共患病。其病原体本身在传播过程中很少或没有增殖，也没有经过必要的发育阶段，主要感染途径是皮肤、黏膜、结膜、消化道和呼吸道等。这类人畜共患病包括全部的细菌病，大部分病毒病，部分原虫病，少部分线虫病、舌形虫病，以及由环节动物、节肢动物引起的某些疾病。如炭疽、结核病、布鲁氏菌病、钩端螺旋体病、狂犬病、弓形虫病、旋毛虫病等。

2. 周生性（循环性）人畜共患病

周生性（循环性）人畜共患病指病原体为完成其生活史需要有两种或多种脊椎动物宿主，但不需要无脊椎动物参与的人畜共患病。其中又分为真性和非真性的两种，前者病原体的生活史必须有人类的参与才能完成，如猪带绦虫病（人）和牛带绦虫病（人）及其囊尾蚴病（猪、牛、人）；后者病原体的生活史不需要人类的参与也能完成，人类的参与有一定的偶然性，如棘球蚴病（羊、牛、骆驼等为主，人偶尔感染）。

3. 媒介性（中介性）人畜共患病

媒介性（中介性）人畜共患病指病原体的生活史必须有脊椎动物和无脊椎动物共同参与才能完成的人畜共患病，亦称后生性人畜共患病。无脊椎动物作为传播媒介，病原体在其体内完成必要的发育阶段或增殖到一定的数量后，才能传播到另一脊椎动物体内继续发育，完成其整个发育过程。如流行性乙型脑炎、华支睾吸虫病、利什曼原虫病（黑热病）等。

4. 腐生性（腐物性）人畜共患病

腐生性（腐物性）人畜共患病指病原体的生活史需要有一种脊椎动物宿主和一种非动物性的滋生地或储存者（有机物、土壤、植物等）才能完成的人畜共患病。病原体在非动物体上繁殖或进行一定阶段的发育，然后才能传染给脊椎动物宿主，如肝片吸虫病、钩虫病等。

三、人畜共患病的危害

2013年3月开始在我国部分地区发现的H7N9禽流感疫情再次拉响了人畜共患病的警笛。其实这些年人们对人畜共患病并不陌生，从疯牛病到狂犬病，从SARS到高致病性禽流感等。据统计，全球近10年出现的新发传染病中，75%源自动物或动物源性食品。伴随着发病率的提高，人畜共患病已成为公共卫生的重点问题。人畜共患病的危害十分惊人，不仅危害畜牧业的发展，还严重危害人类的健康，造成的损失巨大。

(一) 人畜共患病多为人与动物的烈性传染病或流行病，对公共卫生构成重大威胁

许多人畜共患病是人与动物的烈性传染病，既可通过同源性链在动物与动物或人与人之间传播，又可通过异源性链在动物与人或人与动物之间流行。因此，它对人类和动物安全、社会经济发展及畜牧业生产都构成了重大的威胁，如鼠疫、天花、霍乱、伤寒等烈性传染病在人类历史上曾多次发生世界性流行，给人类带来过重大的灾难。新现人畜共患病如高致病性禽流感，仍然威胁着我国人民健康和养殖业健康发展。

人畜共患传染病给畜牧业带来的危害和损失难以估量。主要包括因发病造成大批畜禽被废弃、畜禽产量减少和质量下降而造成的直接损失，以及采取控制、消灭和贸易限制措施而带来的巨大的间接损失。对畜牧业危害最为严重的人畜共患传染病有海绵状脑病（疯牛病）、高致病性禽流感、布鲁氏菌病、结核病等。1985年英国发生首例疯牛病，曾在欧洲引起恐慌，随后疫病波及德国、爱尔兰、加拿大、瑞士、荷兰、意大利、西班牙、阿曼、丹麦、法国、美国、日本及韩国等十几个国家，造成全球30多万头牛感染，引起130多人发病死亡，仅英国先后捕杀、焚烧350万头牛，直接经济损失达42亿英镑。

(二) 多数人畜共患病为自然疫源性疾病，难以控制或消灭

自然疫源性疾病一般都是典型的地方性动物病，是在自然界野生

动物之间流行的疾病，有明显的区域性或季节性，并与人类的经济活动密切相关，同时受自然因素的影响较大。这些疾病分布很广，保藏宿主众多，多数呈隐性感染，因此难以控制与消灭。原有的自然疫源性疾病仍然存在，新的自然疫源性疾病又不断出现，对人类和动物构成了新的威胁。

（三）传统传染病再度肆虐

历史上发生的传统传染病曾给人类带来巨大灾难，但人类在与这些疾病的长期斗争中取得了控制疾病的重大成就，先后控制与消灭了许多急性传染病。然而，人类进入20世纪以来，耐药菌株和变异毒株出现，以及生态环境改变、全球气候变化、人口频繁流动、食品生产工业化、动物与动物产品市场流动加快等，助长了人畜共患病的发生与传播。过去一些已经被控制的传统传染病，如鼠疫、结核、狂犬病、霍乱、布鲁氏菌病、流行性乙型脑、登革热、恙虫病、血吸虫病、弓形虫病和棘球蚴病等又死灰复燃、卷土重来。鼠疫曾有过3次大流行，直至20世纪60年代才平息。20世纪80年代中期以来，东南亚、南亚及非洲一些国家又出现疫情，90年代更为严重。我国于1984年基本控制了鼠疫流行，但90年代以来发病人数又呈上升势头，疫情分布于全国17个省（自治区、直辖市）。结核存在于除北美、古巴和澳大利亚之外的118个国家和地区。据WHO报道，当前每年全世界新增结核患者达1 000万人，死亡300万人。我国现有结核患者有500万人左右，仅次于印度，结核患者数居世界第二位。我国20世纪80年代中期人间布鲁氏菌病感染率下降至0.3%，畜间感染率下降至0.5%~1%，并有8个省（自治区、直辖市）达到控制标准。但到90年代初期，布鲁氏菌病疫情出现波动，有十几个省（自治区、直辖市）布鲁氏菌病疫情大幅度反弹，到1994年感染率上升至3.2%，广西10年间因布鲁氏菌病造成的经济损失达1491.8万元，新疆10年间损失达1.1亿元。据WHO（1993年）报告显示，血吸虫病仍在74个国家和地区流行，有2亿人口受到血吸虫感染，每年死于血吸虫病的患者达100多万人。

(四）新现传染病已对人类构成新的威胁

20 世纪 70 年代以来，在全球范围内先后发现新发生的传染病有 43 种，其中在我国存在或潜在的有 20 多种。这些新现传染病由新种或新型病原体引起，可导致地区性或国际性的公共卫生问题。在这些新出现的传染病中，绝大多数为动物源性人畜共患病，又以病毒病和自然疫源性疾病为多，对人类和动物健康构成新的严重威胁，应引起高度重视。

（五）生物恐怖对人类的威胁依然存在

许多人畜共患病是危害人类生命安全的烈性传染病，历史上曾使用这些烈性传染病的病原体作为生物战剂，在 20 世纪两次世界大战中都使用过生物战剂，对人类生命安全造成了严重威胁。2001 年美国发生炭疽邮包袭击事件，先后有十几个人被感染，并有死亡病例。后来澳大利亚和德国又相继发现"细菌部件"，出现了恐慌事件，这些事实表明当今世界恐怖分子有可能利用某些人畜共患病病原及其致病因子或者通过现代生物技术对这些病原微生物进行改构与基因重组，极大地提高其杀伤力、攻击力和毒性作用，制造生物战剂进行恐怖活动，威胁人类安全。面对当前严峻形势，我们应做好突发公共卫生事件和反生物恐怖的各种准备工作，提供可靠物质和技术保障，确保人民群众的生命安全。

（六）防控人畜共患病造成巨大经济负担

人畜共患病的防控是一项长期的、经常性的工作，需要大量人力、物力、财力和政府的支持，无论是源于动物，还是源于自然环境，都需要不断发展新技术和新手段，需要不断认识常规人畜共患病的本质；同时又要面临新现人畜共患病挑战，在这个过程中，必将投入巨大的人力、物力和财力，仅仅是人类疾病的治疗费用就将带来巨大的经济负担。

第二节　人畜共患病的流行病学

一、人畜共患病流行的基本条件

人畜共患病的流行和蔓延，必须具备3个相互连接的条件，即传染源、传播媒介与途径和易感性，只有这3个条件同时存在并相互联系时，才能造成人畜共患病的流行和蔓延。因此，掌握人畜共患病流行过程的基本条件，有助于制定正确的防控措施，控制和消灭人畜共患病。

（一）传染源

传染源亦称传染来源，是指某种传染病的病原体在其中寄居、生长、繁殖，并能排出体外的机体，具体来说就是受感染或携带病原体的人或动物。患病的人和动物是最重要的传染源，携带病原体（包括隐性感染）的人和动物是很危险的传染源。在人畜共患病中，绝大部分是动物作为传染源，人作为传染源的疾病较少。

1. 动物作为传染源

作为传染源的动物包括患传染病的动物和携带病原体的动物。动物作为传染源的危害程度，主要取决于人们与受感染的动物（包括含有病原体的分泌物及排泄物等）接触的机会和接触的密切程度，以及是否有传播该病的适宜条件等。

（1）家畜和家禽　自从有了畜牧业以后，人与家畜和家禽的接触变得密切。人们在放牧、饲养管理、挤奶、打扫畜禽排泄物、使役、乘骑及给病畜、病禽治疗疾病的过程中，人畜共患病的病原体可通过多种途径侵入人体，引起人发病。因此，家畜和家禽是人畜共患病的重要传染源。

（2）伴侣动物（宠物）　伴侣动物（如犬、猫等）与主人的关系非常密切，在人畜共患病的传播上具有特别重要的位置，是重要的传染源。

(3)观赏动物 从山野、森林捕捉到的野生动物引至动物园或特定场地饲养,有可能把某些自然疫源性疾病带进人口密集的地区,是不可忽视的人畜共患病的传染源。

(4)实验动物 人们在饲养和应用实验动物(如小鼠、豚鼠、家兔等)进行科学实验的过程中,如果实验动物感染或携带了人畜共患病的病原体,就会通过一定的途径传染给接触者,成为疾病的传染源。

此外,水生动物、半野生动物(包括鸟类、蝙蝠、鼠类和某些爬行动物)、野生动物等均可成为某些人畜共患病的传染源。

2. 人作为传染源

在人畜共患病中,人也能成为传染源,但就整体而言,所占的比例是较小的,如结核病、炭疽、血吸虫病等。结核病人,尤其是开放性结核病患者,以吐痰、打喷嚏、咳嗽等形式排菌于空气、土壤和草地上,生活在其周围的动物极易被感染;用结核病人的残羹剩饭饲养的猪群,发生人型结核病的为数不少;人的皮肤炭疽病灶,如果污染了动物的草料和饮水,常使动物发生炭疽。

3. 病原体排出的途径

传染源可经不同的途径向周围环境散布病原体,排出的病原体可在排泄物、分泌物和污染的物品上存活一定时间,将这些被病原体污染的外界环境因素称为传播媒介,而不是传染源,它们只对病原体起机械性的传递作用。了解病原体的排出途径,有利于合理地消毒、控制污染和防止疾病传播。病原体从传染源排出的途径主要有消化道(唾液和粪便)、呼吸道(呼出气体、鼻液和痰液)、泌尿生殖道(尿液和分泌物)、眼分泌物、乳汁、皮屑等。不同种类和性质的疾病,病原体排出的途径和形式可能不同。常见的病原体由传染源排出的途径见表1-2。

表1-2 病原体由传染源排出的途径

排出途径	病原体
随粪便排出	炭疽杆菌、恶性水肿梭菌等

(续表)

排出途径	病原体
随尿排出	钩端螺旋体、布鲁氏菌、巴氏杆菌等
随鼻腔分泌物和痰液排出	鼻疽杆菌、结核分枝杆菌等
随眼结膜分泌物排出	衣原体、伪狂犬病毒等
随唾液排出	狂犬病毒、口蹄疫病毒、乙脑病毒等
随乳汁排出	结核分枝杆菌、布鲁氏菌等
随皮肤垢屑及溃疡分泌物排出	鼻疽杆菌、炭疽杆菌等
随血液及生殖道分泌物排出	炭疽杆菌、布鲁氏菌等

(二) 传播媒介与途径

1. 传播媒介

病原体从传染源到另一易感宿主，一般都须借助于外界环境中一定的物体而实现。传播病原体的物体可能是非生物的（媒介物），也可能是生物的（媒介者），统称为传播媒介。

(1) 媒介物　① 水。病原体由传染源排出体外后，有相当一部分病原体随人、动物的排泄物直接或间接地污染水源。有些病原体在水中处于静止状态，一遇宿主即可侵入；有的须在适宜温度的水中发育到一定阶段（借助水生生物），遇到宿主后侵入其体内，如人畜共患的吸虫病。

② 土壤。有些病原菌（如炭疽杆菌等）的芽孢可在土壤中存活达数十年之久，可经伤口或消化道侵入宿主体内而发病。有些寄生虫虫卵（如钩虫虫卵等）只有随粪便排于土壤内，并在其中发育到一定阶段才有侵袭性。

③ 空气。病人通过讲话、咳嗽、打喷嚏，患病动物通过鸣叫、咳嗽等，可将含有病原体的黏液喷出，以气溶胶的形式飘浮于空气中。病原体在空气中可存活一定的时间，并通过适当的途径侵入宿主体内，如结核分枝杆菌等。

④ 食物。很多人畜共患病是通过病原体污染食物而传播的。肉、

奶、蛋、水产品等动物性食品在人畜共患病的流行病学上占有重要的位置，人的很多疾病是通过摄食动物性食品而受感染的，如结核病、布鲁氏菌病、炭疽、沙门氏菌病等。

⑤ 饲草饲料。传染源排出的病原体污染了动物的牧草和饲料，可经牧草和饲料这个传播媒介使易感动物受到病原体的感染。

⑥ 用具和工具。传染病患者所用过和接触过的全部用具和工具，以及患病动物所接触过的所有器具和交通工具等，都是人畜共患病的传播媒介。

⑦ 工业用畜产原料。来自病畜禽（包括隐性感染的家畜、家禽）或受其排泄物、分泌物污染的工业用畜产原料，如皮、毛、鬃、羽毛、骨、血液等，是人畜共患病最危险的媒介物，经其传播的重要疾病有炭疽、鼻疽、布鲁氏菌病等。

（2）媒介者 ① 节肢动物。起着人畜共患病媒介作用的节肢动物主要有昆虫纲的蚊、蝇、虻、白蛉、蟑螂、蚤、虱，蛛形纲的蜱、螨、恙虫等。其中蝇和蟑螂主要是通过来往于病原污染物与食物之间传播疾病；其他吸血昆虫则是通过叮咬患病的人和动物时，将其病原体吸入体内或携带于体表，再叮咬另一宿主时将病原体传播给新的宿主（如乙型脑炎、利什曼原虫病等）。

② 半野生和野生动物。在人畜共患病传播过程中，具有媒介作用的半野生和野生动物主要有鼠和蝙蝠，可传播狂犬病等。

人畜共患病的流行所需要的传播媒介，因疾病不同而异。有些疾病的病原体可通过数种传播媒介传播，如炭疽杆菌可由水、空气、土壤、食物、饲料、皮毛、节肢动物等多种媒介传播；有些疾病的病原体，其传播媒介单一，具有严格的特异性，如乙型脑炎只能由蚊子中的库蚊、伊蚊和按蚊叮咬而传播，利什曼原虫病只能经白蛉叮咬而传播等。

2. 传播途径

人畜共患病的病原体从一个机体传播到另一个易感的机体，都有其特殊的感染方式和侵入途径。病原体的传播途径可能是单一的，也可能有多种。归纳起来，病原体的传播途径主要有以下几种。

（1）经呼吸道传播　某些疾病的病原体（如结核分枝杆菌），可通过病人和病畜咳嗽、打喷嚏等过程排出体外，以飞沫或气溶胶的形式较长时间地悬浮于空气中；受病原体污染的土壤和地面，刮风时病原体可随尘埃飞扬于空气中；畜产品加工厂（尤其是皮毛加工厂）的卫生条件较差时，车间内和厂区空气中悬浮的尘埃和气溶胶中带有大量的病原体。易感人群和动物通过呼吸过程，可将空气中的病原体吸入体内而感染，如结核病、炭疽、布鲁氏菌病、鼻疽等。

通过呼吸道传播的人畜共患病，其传播速度快、范围广，给防控工作带来了很大的困难。

（2）经消化道传播　以消化道为其入侵门户的病原体大都是伴随饮水和食物（动物为草、饲料）等媒介物侵入易感者机体的。水被病原微生物污染的情况是很复杂的。我国的一些农村和牧区，目前仍以饮用井水、池水、河水为主，某些旱区靠收集雨水和雪水储存在水窖中饮用。除井水较清洁外，河水、池水、窖水污染比较严重。例如上游洗衣服、洗污桶；厩舍、厕所、堆肥场所设在河边，任其粪、尿流入河中；医院、兽医院、屠宰场、畜产品加工厂的污水不经无害化处理就排入河流或公共下水道，而下游的人、畜以河水或池水为饮用水，这就不可避免地经消化道把病原体摄入体内。

食品被病原体污染的途径是多方面的。动物性食品（如肉、奶、蛋、水产品等）可能因动物本身存在感染而携带病原体，如炭疽病畜的肉，结核病、布鲁氏菌病病畜的奶和肉，沙门氏菌病病畜的肉和家禽的蛋，猪、牛囊虫病肉，旋毛虫病猪肉和犬肉；也可能在屠宰、加工、运输、储存、销售、烹饪等过程中受胃肠内容物、皮毛、工具、容器、运输车辆及蝇、蟑螂、鼠等的污染而携带病原体；牛奶、羊奶还可在挤乳过程中受到飞溅的粪、尿及尘埃的污染；蔬菜、瓜果可被施浇的粪便中的寄生虫虫卵和病原体污染，还可被病原携带者、蝇、受污染的容器和水污染。

动物的饲草、饲料被病原体污染后，经消化道感染的人畜共患病也有很多，如炭疽、鼻疽、结核病、沙门氏菌病、布鲁氏菌病等。

（3）经皮肤或黏膜接触传播　经皮肤或黏膜接触传播可分为直

接接触传播和间接接触传播两种途径。

① 直接接触传播。主要是通过与患者或患病动物直接接触而受感染。如与患狂犬病的犬、猫接吻或被其抓伤而患狂犬病；接羔、接犊和处理流产羔羊、犊牛，或接触布鲁氏菌病畜的产品等，可被布鲁氏菌感染；抚摸戏弄鹦鹉等鸟类时可被鹦鹉热衣原体感染。

② 间接接触传播。一是接触疫水而感染，当在被人畜共患病病原体污染的水中劳动（如人插秧、牛耕田等）、洗澡、游泳或放牧时，病原体可经皮肤或黏膜侵入体内，如钩端螺旋体病、日本血吸虫病等；二是接触土壤、工具、畜产原料等媒介物而感染。

(4) 经吸血节肢动物叮咬而传播　吸血节肢动物叮咬传播病原体的方式分为两类，即机械性传播和生物学传播。

① 机械性传播。节肢动物吸血后，传染源血液中的病原体侵染节肢动物的口器，当节肢动物再叮咬其他动物或人时，将病原体带入新的易感者，使之感染。如厩螫蝇和虻叮咬炭疽和土拉菌病的病畜后再叮咬健康人或动物，就能使之患病。

② 生物学传播。节肢动物吸血后，病原体进入节肢动物的体内，在其肠腔或体腔内经过一定时间的发育或繁殖后才能感染易感者。这种传播具有生物学的特异性，即一定种类的病原体，只能通过一定种属的节肢动物媒介传播。在一些媒介者中，病原体还可经卵传递给下一代，当发育条件适宜时，其卵内的病原体也随之发育，不但保持而且能增大病原体的毒力。布鲁氏菌等均可由蜱经卵传递。这些节肢动物不仅起着传播媒介的作用，还具有储存宿主的功能。

(三) **易感性**

易感性是指人和动物对某种人畜共患病病原体感染性的大小。由于人和动物长期的进化，对于各种人畜共患病，人与动物之间，各种动物间的感染性都存在着差异。即使某种疾病的病原体能使多种动物和人感染，但感染后的严重程度和症状特征也不尽相同，这是由遗传因素决定的。有些人畜共患病，动物感染后多呈隐性感染，很少出现临床症状，但人感染后常表现明显的临床症状，甚至引起死亡，如Q热等；有些人畜共患病，人和动物感染后均有明显的临床症状，甚至引起死亡，如狂犬病、结核病、流行性乙型脑炎等。

　　易感性的高低还与人群和动物群的特异免疫状态有关。一些人畜共患病流行过后，可使受感染且存活的人和动物获得被动免疫，在一定的时间内（即免疫期内）对这种病原体有抵抗力，不会感染发病。在医学和兽医学高度发展的现代社会，人们已掌握了免疫的主动权，对一些危害性大、发病率高的人畜共患病，卫生主管部门和兽医防疫机构都分别对人和畜禽（包括伴侣动物和观赏动物）进行了主动性的免疫接种，使人群和动物群中的大多数对某种或某几种人畜共患病获得了免疫力，整体免疫水平得到了提高，即使有某种人畜共患病流行的其他条件，人群和动物群中也只有少数散发的病例（没有进行免疫接种或免疫接种失败者），不可能发生大的流行。因此，有计划、有步骤地实行免疫接种，是防控人畜共患病的重要措施。

　　易感性还与年龄有关，如婴幼儿和仔畜对沙门氏菌的易感性较高，成年人和成年动物对一般的人畜共患病的易感性较老年人和老龄动物为高。

二、影响人畜共患病流行的因素

　　人畜共患病的流行虽然取决于前述3个基本条件相互连接和协同作用，但是人畜共患病的流行也必定遵循一定的自然规律，它们并不是独立存在，而是与周围环境有着密切的联系。周围环境条件的变化，对人畜共患病的流行会产生一定的影响，既可促使其流行，也可阻止其流行。影响人畜共患病流行的因素很多，可归纳为自然因素和社会因素两大方面。

（一）自然因素

　　对人畜共患病流行有影响的自然因素主要包括季节、气温、湿度、阳光、降水量、地形和地理环境等。

　　1. 对传染源的影响

　　许多传染病（自然疫源性疾病）的地方性和季节性流行与此有关。如，羊的繁殖与季节有明显的关系，这就决定了布鲁氏菌病发生的季节性。

2. 对传播媒介的影响

自然因素对传播媒介（尤其是节肢动物）的影响非常明显。在夏、秋季气温高时，节肢动物繁殖多、发育快、活动频繁，传播疾病的可能性也就越大。例如，在夏秋季节，以蚊为媒介者的流行性乙型脑炎呈季节性高峰，以虻为媒介传播的炭疽病例就增多，以蝇为媒介传播的肠道传染病也增多。需要在土壤中发育的寄生虫虫卵也明显地受气温影响。

3. 对易感者的影响

自然因素对易感者的影响主要是增强或减弱机体的抵抗力。例如，在低温、高湿的条件下，人和动物易受凉，呼吸道黏膜的屏障作用降低，这时通过呼吸道感染人畜共患病的概率就高；在高气温的影响下，肠道的抑菌作用降低，这时通过消化道感染人畜共患病的概率就高；寒冷和饥饿使鸡的体温降至37℃时，就失去了其种属对炭疽的先天免疫性。

（二）社会因素

影响人畜共患病的社会因素主要包括社会制度、生产力水平、经济发展状况、文化和科学技术水平、风俗习惯、宗教信仰等。社会制度是社会因素中最重要的因素，它决定着其他社会因素的发展方向，从而决定着其他社会因素对人畜共患病流行的作用。

1. 对传染源的影响

社会制度对传染源的影响非常明显。在经济、文化和科技落后的国家和地区，政府无力对人畜共患病实施有效的防控措施，患者和患病畜禽得不到及时隔离治疗或处理，导致传染源的数量不断增加、传染源的活动范围扩大，使人畜共患病的流行区域扩大而难以控制和消灭。在非洲至今仍有很多人畜共患病广泛流行，严重危害当地人民身体健康和社会经济的发展。而在经济、文化和科技发达的国家和地区，能够对重要的人畜共患病采取有效的预防和治疗措施，使人畜共患病得到及时控制或消灭，如英国对疯牛病和口蹄疫所采取的措施。

中华人民共和国成立后，国家很快建立了国境卫生检疫和国境动物检疫机构，国内建立了多级卫生防疫机构和动物卫生监督机构，对重要传染病进行监测和预防，对病人和患病动物进行检疫、隔离和治疗，对患烈性传染病的动物进行扑杀和销毁，有效地控制了传染源和切断了传播途径，使很多人畜共患病得到了控制或者基本上被消灭，如日本血吸虫病、黑热病、鼠疫、布鲁氏菌病、结核病、鼻疽等。

2. 对传播媒介的影响

社会因素对传播媒介的影响也非常明显。例如，许多人畜共患病的病原体随同病人和患病畜禽的排泄物污染水源、土壤和植被（尤其是供应市场的菜园），肉类联合加工厂、屠宰场、畜产品加工厂剔除的废弃物和排出的大量污水如果处理不当，就会造成环境污染，这是许多人畜共患病传播的重要因素和途径。居民区的清扫及垃圾的处理不当，是苍蝇滋生的良好条件，从而促进肠道传染病的传播。而开展除四害、讲卫生的群众性爱国卫生运动，通过消除传播媒介，切断传播途径，可以控制某些人畜共患病的发生或流行。

卫生知识的普及程度也影响人畜共患病的流行。如果居民都具有一定的卫生知识，不喝生水，不吃生的或半生不熟的畜禽肉及鱼、虾、蟹等，切生肉的刀、案板与切熟食制品和凉拌菜的刀、案板分开，不尝调制好的生肉馅，不尝未熟的肉，将厕所与猪圈分开（切断猪带绦虫病和猪囊尾蚴病的传播途径）等，就会切断很多人畜共患病的传播途径，减少其发生和流行。人们的风俗习惯与人畜共患病的流行过程有关。如有些地区居民有吃未熟鱼肉的习惯，所以华支睾吸虫病在这些地区的感染率就高；有爱吃不熟肉习惯的人弓形虫病发生率较高；有吃犬肉习惯的人易得人旋毛虫病。

畜禽产品是人畜共患病流行的重要传播媒介，食肉感染是人畜共患病传播的重要途径。如果对畜禽肉品进行严格的检验检疫，对检出的病、死畜禽肉和携带病原体的畜禽肉，按照有关规定进行销毁或有效地杀菌、消毒，就会切断其传播途径，控制和防止人畜共患病的流行；如果畜禽肉品的检验检疫制度不完善，检验检疫工作不认真或检验检疫人员的素质低，就会导致病死畜禽肉流入市场，对广大肉品消费者的健康构成很大的威胁。

3. 对易感者的影响

社会因素对易感者的影响，主要表现在以下几个方面。

（1）影响易感者的抵抗力　对危害性大和发病率高的人畜共患病进行有计划的免疫接种，提高易感人群和动物群的整体免疫水平；在某些人畜共患病流行时，对疫区和受威胁区的易感人群和动物群进行紧急接种或进行药物预防。这些措施都能明显地阻止或控制人畜共患病的流行。

（2）影响易感者的活动范围　由于人口的增长和生活条件的不断改善，人类正在（或有待）开发尚未被利用的地区和自然资源，如扩大放牧、开发旅游、兴办水电、开垦新的土地、开采伐木、建修公路和铁路等，随着大量人员陆续进入自然疫源地（如原始森林、大沙漠、沼泽地等），就会受到一些自然疫源性疾病病原体的感染而患病。战争不仅使易感人群大量流动，也使易感动物和动物传染源大量流动，还破坏了经常性的防疫措施，致使许多人畜共患病发生流行。

（3）影响易感人群　由于社会分工、职业不同，某些易感者与人畜共患病的传染源或媒介物接触密切和频繁，因而感染人畜共患病的概率就显著高于其他人群。例如，从事羊毛分级打包、制革、制毛刷的工人易患炭疽和Q热；牧羊人、接羔员和挤奶员易患布鲁氏菌病；免疫功能异常人群，有喜生食或半生的食物人群，从事动物、宠物饲养或兽医人员易患弓形虫病；常与马匹接触的饲养员、赶车者和骑兵等易患鼻疽；厨师和家庭主妇由于处理生肉和品尝半生的肉品，常被布鲁氏菌病、旋毛虫病、绦虫病和弓形虫病病原体感染；屠宰工人和兽医容易感染上述大多数人畜共患病；动物检疫和畜产品检验检疫人员在采取和处理病料时，也常受到许多人畜共患病的威胁；种植水稻区的农民易患血吸虫病和钩端螺旋体病。

三、人畜共患病疫源地和自然疫源地

（一）人畜共患病疫源地

1. 疫源地的概念

凡存在传染源，并在一定条件下病原体由传染源向周围传播时可能波及的地区，称为疫源地，包括传染源的停留场所、周围的环境，以及所有可能与传染源接触过的人或动物。构成疫源地有两个必不可少的条件，一是传染源的存在，二是病原体能够继续传播。

2. 疫源地的范围

不同的人畜共患病，其疫源地的范围亦不同，这主要取决于病原体的传播媒介、传播途径和传播条件。一般来说，经水源、空气、媒介昆虫传播的人畜共患病，其疫源地的范围就较大；而以直接接触为传播途径的人畜共患病，其疫源地的范围就较小。同种人畜共患病，在不同的条件下，疫源地的范围亦不同，如传染源只局限于某个小范围内活动，疫源地的范围就较小；若传染源在较大范围内活动，且与人或动物接触多，则疫源地的范围就较大；如果传染源污染了水井或塘水，疫源地的范围就较小；若传染源污染了河水或集中供水的水源，则疫源地的范围就较大。为了有效地施行防疫措施，应在具体条件下查清该疫源地的范围，并且防止疫源地范围的扩大。在实际工作中，并不是每次都能很清楚地划出疫源地的范围。常把范围较小的疫源地或单个疫源地称为疫点，而把较大范围的疫源地或若干疫源地连成片时称为疫区。这种划分往往是人为的，经常把一个病家（或病家邻近几户）或一个畜牧场（或屠宰场的储畜场）作为疫点，而把一个村、一个镇或几个连成片的畜牧场划为疫区。

3. 疫源地存在的时间

当传染源存在，其体内病原体向周围传播，疫源地即存在。传染源体内的病原体被肃清（痊愈）或传染源从疫源地被移走后（住院、死亡、移到他处），传染源周围外界物体上的病原体仍然可以存活一段时间，此时疫源地继续存在。当传染源已不存在，又对周围物体进行了消毒，或者病原体在外界环境中生存时间很短，传染源周围物体上已不存在该病病原体，周围易感者已没有被新感染的可能，但传染源周围的易感者中有些可能已被感染，正处于潜伏期，此时疫源地仍然存在。此后再经过一个该病最长潜伏期，周围人群和动物群中没有发生传染过程，才能认为该疫源地已不存在。但炭疽等传染病例外，因为这些疾病病原体的芽孢可以长期存活于空气和土壤中，上述各期结束之后，仍然是疫源地。

（二）自然疫源地

1. 自然疫源性

病原体、传播媒介（主要是媒介昆虫）和宿主动物在自己的世代交替中无限期地存在于自然界的各种生物群落中，组成各种独特的生态系统，它们不论在以前或现阶段的进化过程中均不依赖于人，这种现象称为自然疫源性。

2. 自然疫源性疾病

一种疾病和病原体不依靠人而能在自然界生存繁殖，并只在一定条件下才传染给人和动物，这种疾病称为自然疫源性疾病。自然疫源性疾病又称为动物地方病，但自然疫源性疾病这一术语更能反映病原体的进化本质及与各种生物的内在联系。如狂犬病、流行性乙型脑炎、Q热、炭疽、李氏杆菌病、布鲁氏菌病、沙门氏菌病、钩端螺旋体病、弓形虫病、利什曼原虫病、包虫病、华支睾吸虫病、血吸虫病等，均是自然疫源性人畜共患病。

3. 自然疫源地

存在自然疫源现象的地方，称为自然疫源地。这些地方主要是原始森林、沙漠、草原、深山、沼泽、荒岛等；当人和家畜闯进这些区域时，在一定条件下可感染上述自然疫源性疾病。

4. 自然疫源性疾病的特点

（1）有明显的区域性 这是由于病原体只在特定的生物群落中循环，而特定的生物群落只在地球上特定的地区才存在，因而导致这种疾病有明显的地域性。

（2）有明显的季节性 自然疫源性疾病的病原体以野生脊椎动物（主要是兽和鸟）为天然宿主，主要以节肢动物为传播媒介（也有例外，如钩端螺旋体病以水为传播媒介），而宿主、媒介的数量变动、活动性及宿主的生理、病理、免疫状态都随季节而改变，必然会影响病原体在宿主和媒介机体内的状态以及宿主、媒介传播这种疾病的能力，这就导致自然疫源性疾病在动物或人群中流行都表现出明显的季节性。

（3）受人类经济活动的影响　人类的经济活动，如垦荒、修建铁路和公路、水利建设等可破坏或改变原来的生物群落，使病原体赖以生存、循环的宿主和媒介发生改变，因而导致自然疫源性增强、减弱或消失，也会引发从前在本地并不存在的新的自然疫源性疾病。例如，布鲁氏菌病原来存在于野生动物（鹿等有蹄类动物）之中，当人类从事饲养牛、羊、猪等家畜的经济活动后，由于数量增多和集中管理，使这些家畜的布鲁氏菌病不再依赖野生动物而在家畜中延续下来；钩端螺旋体病也有类似的现象，在猪群中长期保持循环。这种情况称之为经济自然疫源地。当然，此种经济自然疫源地本身的规律受自然因素的影响也大大减弱。

既然自然疫源性疾病不依赖人类而存在于自然界，那么在人迹罕至之处存在某种未知的自然疫源性疾病是完全可能的。

在野生动物中广泛地存在着许多自然疫源性疾病病原体的带菌（毒）现象，牧场中的家畜与各种啮齿动物及其他野生动物有很多的接触机会，吸血的节肢动物叮咬吸取家畜及野生动物的血液，这就给野生动物和家畜之间病原体的相互传播创造了条件。一些家野两栖性（半野生性）动物，如家鼠、鸟、蝙蝠等，与人的接触机会也很多，是自然疫源性疾病在人类流行的主要传染源。近年来医学生态学的发展，为研究自然疫源性疾病的流行规律和制定防控措施，打下了良好的基础。

第三节　人畜共患病的防控

人畜共患病的防疫工作是针对人畜共患病的传染流行过程，采取的一系列综合防控对策和消灭措施，其目的在于阻断和控制疫病在人与动物群间的传播与流行。

一、防控原则

(一) 贯彻落实"预防为主"的方针

"预防为主"是我国卫生工作的基本方针,也是我国多年来与疾病斗争的经验总结。贯彻落实预防为主的方针,必须坚持以人为本,减少危害;居安思危,预防为主;统一领导,分级负责;依法规范,加强管理;快速反应,协同应对;依靠科技,提高素质等工作原则。

(二) 建立健全组织机构和工作机制

人畜共患病的防控工作是一项与卫生、兽医、商务、外贸、交通、旅游等部门都有密切关系的重要工作,是全人类面对的问题。只有相关的国家和地区加强合作,有关部门密切配合,从全局出发,统一部署,全面安排,才能把人畜共患病的防控工作做好。

提高政府保障公共安全和处置突发公共事件的能力,最大限度地预防和减少突发公共事件及其造成的损害,保障公众的生命财产安全,维护国家安全和社会稳定,促进经济社会全面、协调、可持续发展。紧密依靠政府是做好人畜共患病防控工作的重要保证。必须由政府牵头建立强有力的组织指挥体系、疾病预防控制体系、医疗救护体系、社会联动体系和大众传媒体系。加强人畜共患病的防控专业队伍建设,建立人畜共患病的应急反应机制和工作预案,进一步完善省(市)、区(县)、社区(乡镇)三级预防医疗保健网络,协同做好各项防控工作。

(三) 依法实施科学防控策略

严格依照《中华人民共和国传染病防控法》《国家突发公共事件总体应急预案》《突发公共卫生事件应急条例》《中华人民共和国动物防疫法》和《重大动物疫情应急条例》等法律法规的有关规定,充分发挥各级疾病预防控制机构和动物防疫监督机构的协同联动作用,坚持依法、科学、有效防控的原则,正确指导和组织评估人畜共患病的防控工作与效果。

二、防控措施

人畜共患病的流行是由传染源、传染途径和易感人群和/或动物3个因素相互联系的复杂过程。因此,采取相应的防疫措施,主要是消除或切断造成流行过程的3个环节之间的相互联系和作用。在具体实施过程中,要根据不同疾病、不同流行环节的特点,区别轻重缓急,突出工作重点,以期在短时间内,以最少的人力、物力达到控制和阻断疾病传播与流行的最佳效果。

(一) 控制和管理传染源

对患者主要实行早发现、早诊断、早报告、早隔离、早治疗等"五早"措施。

1. 早发现和早诊断

患者以及病原携带者是许多传染病的主要传染源,早期发现不仅有利于患者的及时诊断和治疗,而且对于及早控制传染源、防止病原体的继续传播具有十分重要的意义。要确保患者能够早发现和早诊断,必须建立健全三级医疗保健网,不断提高广大医务人员的业务能力和技术水平,增强疫情报告人的责任意识,大力宣传普及人畜共患病的防控知识,提高广大群众对疾病的认知水平和鉴别能力,开展群众性的自报互报工作,有条件的地方要组织开展有针对性的健康普查和巡回医疗活动,为及时发现患者创造有利的机会。

对于患病动物及病原携带者,早期发现有利于早控制,要做到这点,就必须建立健全三级兽医防疫监督网,不断提高广大兽医人员的业务能力和技术水平。对于经济价值不高的动物,或者危害严重的人畜共患病,要迅速报告疫情,并按照相应疾病的应急预案,果断采取控制措施,防止疫情蔓延。

2. 早报告

早期报告疫情,是及时制定和采取针对性的防疫措施与对策、有效控制疫区疫病传播与流行的重要措施。发现患者发病后,应严格按照疫情报告的程序与时限,以最快的方式向有关部门报告。

3. 早隔离和早治疗

对患者和患病动物实行早隔离和早治疗（就地治疗），不仅能促使患者、患病动物早日恢复健康，减少后遗症的发生和降低病死率，而且有利于及早清除病原体的携带状态，减少疾病的传染源。患者或患病动物一经发现或确诊，应立即采取有效的隔离和控制措施，将其安置在一定的场所和限制在一定范围内，进行医学观察和治疗。对没有经济价值的患病动物，应采取宰杀、焚烧或深埋的方法，彻底消灭传染源。

（二）切断传播途径

1. 一般卫生管理

加强卫生管理是预防和控制传染病流行的一项基础工作，其工作的重点是针对人、动物的生活环境，建立良好的卫生设施和管理制度，改善饮食、饮水卫生，保持环境整洁和个体卫生、做好污物的排放和处理等。

2. 消毒

消毒是切断人畜共患病传播途径的重要手段。消毒的目的是消灭被传染源散布于外界环境中的病原体，以切断传播途径，防止疫病继续传播和蔓延。消毒的种类可分为预防性消毒和疫源地消毒；消毒方法可采用物理消毒和化学药物消毒。

3. 杀虫

杀虫即杀灭人与动物生活环境中存在的媒介节肢动物，如蚊、蝇、蚤、虱、白蛉、蟑螂、蜱、螨等，这是切断人畜共患病传染途径的重要措施。杀虫的方法可根据不同媒介节肢动物的生活习性和特性，选择物理、化学和生物学的杀灭方法。

4. 杀灭软体动物

许多软体动物（如螺蛳、蛞蝓、蜗牛等）是很多人畜共患寄生虫病病原体的中间宿主，在流行病学上具有重要的意义。只要能杀灭这些中间宿主，就能终止其完成整个生活史，而达到预防和控制这些寄生虫病流行的目的。

杀灭有害软体动物的方法很多，可通过开垦种植、兴修水库、改造溪流、改水田为旱田、土埋、长期水淹等，造成不适于软体动物滋生的环境；还可用焚烧法杀灭钉螺；利用天敌或其他生物等生物学法来控制螺蛳，达到消灭钉螺、椎实螺等有害螺蛳的目的。更方便的是用药物杀灭法消灭钉螺、椎实螺等。

5. 灭鼠

鼠除了对人类的经济生活造成巨大损失外，对人、畜的健康也有极大的危害。鼠是很多种人畜共患病的传播媒介和传染源，它们（包括其体外寄生虫）可以传播的人畜共患病有鼠疫、炭疽、布鲁氏菌病、钩端螺旋体病、结核病、李氏杆菌病、巴氏杆菌病等。因此，灭鼠对于防止人畜共患病的发生和流行具有特别重要的意义。

（1）根据鼠的生态特点防鼠　在房屋、畜舍、粮库、各类食品厂的库房、饲料库及家庭粮仓等建筑方面，要求墙基、地面、门窗等都要坚固，以防鼠类打洞或咬洞进入，使家鼠不能得到食物，从而减少家鼠的数量。

（2）器械灭鼠法　利用各种工具以不同方式捕杀鼠类，如关、夹、压、扣、套、翻（草堆）、堵（洞）、挖（洞）、灌（洞）等方法灭鼠，简便易行，为广大群众常用的灭鼠方法。

（3）药物灭鼠法　根据我国有关规定，凡未经主管部门认可登记的药物，均不得用于灭鼠。氟乙酰胺、氟乙酸钠、毒鼠强、鼠立死等已被禁用，不可使用；可选用磷化锌、溴敌隆、敌鼠钠等药物安全灭鼠。

6. 防鸟

在传播疫病方面，鸟类与鼠类有着很多相似之处，而且由于鸟类的活动范围大，转移迅速，所以比鼠类的传播范围更广、传播速度更快。有些候鸟能携带禽流感病毒，容易造成疫病的传播，因此规模化养殖场应重视做好防鸟工作，尽量防止鸟类侵入圈舍、接触动物，同时人类也尽量避免直接接触来历不明的鸟类。

（三）保护易感人群和易感动物

1. 预防接种

免疫接种是激发机体产生特异性抵抗力，使易感的人和畜禽转化为不易感的一种方法。有计划、有组织地进行免疫接种，是预防和控制人畜共患病的重要措施之一。根据免疫接种的时机不同，可分为预防接种和紧急免疫接种两类。药物预防亦可以使受某种（或某几种）传染病威胁的易感人群和易感畜禽免于疫病的危害，也是一种预防和控制人畜共患病的有效措施之一。

预防接种是利用人工制备的各种免疫制剂使人和动物机体产生对疫病的特异性免疫力。按照免疫性质不同，可分为主动免疫和被动免疫两大类。

（1）主动免疫　主要用于易感人群和畜禽动物的预防，即使用特异性抗原（菌苗、疫苗、类毒素等免疫制剂），根据接种对象和所用生物制剂的品种不同，采用皮下、皮内、肌内注射或皮肤刺种、点眼、滴鼻、喷雾、口服等不同的接种方法，接种于人和动物体内，使之在接种后1~2周产生特异性免疫力，这种免疫力可持续数月或数年，是控制以至最终消灭相应疫病的主要措施。

（2）被动免疫　即将通过主动免疫过程产生的特异性抗体，注入易感人群和动物机体内，使之迅速获得的免疫力，一般持续时间为2~4周，主要用于疫病的治疗。也可用于易感人与动物和密切接触者的预防。

2. 紧急接种

紧急接种是在发生疫病流行时，为了使疫病得到控制或扑灭，对疫区和受威胁区尚未发病的人和畜群、禽群进行的应急性免疫接种。紧急接种通常使用免疫血清或抗毒素，使机体很快获得被动免疫力。这种免疫方法亦可用于治疗，如破伤风抗毒素的治疗等。对于畜、禽来说，大批应用免疫血清时用量大、价格高，在生产中使用不多。通过多年的实践证明，在疫区内使用某些疫苗进行紧急接种是切实可行的。

3. 药物预防

药物预防是免疫接种的补充和应急性措施。有些人畜共患病已研制出了有效的疫苗。有些疾病虽已有疫苗，但实际应用还有问题；而有些疾病目前尚无疫苗可用；有些疫病流行时手头无特异抗血清和抗毒素可用。在这些情况下，药物预防就显得特别重要。

（1）计划性药物预防　根据某些疾病的流行季节和特点，给易感人和畜群、禽群进行计划性的药物预防和驱虫。如人的钩端螺旋体病、流行性乙型脑炎等。家畜、家禽在饲料中按比例加入抗菌药物和中草药，可预防很多细菌性疾病和寄生虫病的发生。但给畜、禽长期使用预防性药物，容易产生耐药性菌株，影响疫病的防控效果，应审慎使用。

（2）应急性药物预防　在某些人畜共患病流行时，可以对与病人和病畜、病禽接触过可能已感染或受到疾病威胁的人和畜、禽进行应急性药物预防，常能收到良好的预防效果，如炭疽、布鲁氏菌病、血吸虫病（皮肤涂擦驱避药物等）。

第二章 重要人畜共患病诊断与治疗

第一节 高致病性禽流感

高致病性禽流感是由 A 型流感病毒引起的禽类烈性传染病。该病具有发病急、传播快、发病率和死亡率高等特征，对家禽业危害巨大。该病可感染人和其他哺乳动物，对人类健康构成持续威胁，可导致严重的经济损失和公共卫生危害。世界动物卫生组织（WOAH）将其列为必须报告的动物疫病，我国将其列为一类动物疫病。

党中央、国务院始终高度重视高致病性禽流感防治工作。近年来，各地各有关部门按照国家总体部署，坚持预防为主，实施免疫与扑杀相结合的综合防治措施，加大防控工作力度，高致病性禽流感防控工作取得显著成效。全国高致病性禽流感疫情得到有效控制，家禽疫情报告起数和人感染病例数多年来处于较低水平，为促进农业农村经济平稳发展和保障人民群众生命健康作出了重大贡献。

高致病性禽流感病毒基因型复杂、变异快。我国已在家禽和野鸟中监测到多个 HA 进化分支。周边国家和地区疫情形势依然复杂，境外疫情传入风险持续存在。同时，我国处于多条候鸟迁徙路线，国内家禽饲养密度高，标准化规模化养殖程度低，群众消费习惯未发生根本改变，局部地区发生疫情的可能性依然存在，高致病性禽流感防控任务十分艰巨。

一、诊断方法

（一）病原

禽流感（AI）是由禽流感病毒（AIV）引起的禽类感染的高度接触性传染病，根据 AIV 对禽类的致病性可将其分为高致病性禽流感病毒（HPAIV）和低致病性禽流感病毒（LPAIV）。其中，家禽感染 LPAIV 临床主要表现为打喷嚏、呼吸啰音等呼吸道症状和产蛋性能下降，因免疫抑制而与其他病原发生混合感染，HPAIV 感染家禽后传播速度较快，发病率和死亡率较高。另外，多种亚型 AIV，如 H5N1、H5N6、H5N8 和 H7N9 等可感染人类。目前，仅有 H5 和 H7 亚型的部分 AIV 感染禽类后表现为高致病性。2014 年以前，引起家禽感染的 H5 亚型 AIV 主要是 H5N1 亚型，随着 AIV 的不断进化，H5N6 和 H5N8 亚型 AIV 成为我国近年 AI 疫情的主要流行亚型。从全球 AI 疫情流行情况看，2014—2020 年经历了 3 波 H5N8 亚型高致病性禽流感（HPAI）洲际流行。但自 2021 年起，AI 疫情流行情况发生了显著变化，优势流行毒株亚型改变，流行毒株以 H5N1 亚型 AIV 为主，传播范围广，持续时间长，疫情整体呈快速扩散蔓延态势，其原因在于 H5N1 亚型 HPAI 疫情卷土重来，并演变为全球性大流行，给我国 AI 防控带来巨大挑战，也给世界养禽业造成巨大危害。

（二）流行特点

鸡、火鸡、鸭、鹅、鹌鹑、雉鸡、鹧鸪、鸵鸟、孔雀等多种禽类易感，多种野鸟也可感染发病。传染源主要为病禽（野鸟）和带毒禽（野鸟）。病毒可长期在污染的粪便、水等环境中存活。病毒传播主要通过接触感染禽（野鸟）及其分泌物和排泄物、污染的饲料、水、蛋托（箱）、垫草、种蛋、鸡胚和精液等媒介，经呼吸道、消化道感染，也可通过气源性媒介传播。

（三）临床症状

（1）急性发病死亡或不明原因死亡，潜伏期从几小时到数天，最长可达 21 天。

（2）脚鳞出血。

(3) 鸡冠出血或发绀、头部和面部水肿。

(4) 鸭、鹅等水禽可见神经和腹泻症状，有时可见角膜炎症，甚至失明。

(5) 产蛋量突然下降。

(四) 病理变化

(1) 消化道、呼吸道黏膜广泛充血、出血。

(2) 腺胃黏液增多，可见腺胃乳头出血，腺胃和肌胃之间交界处黏膜可见带状出血。

(3) 心冠及腹部脂肪出血。

(4) 输卵管的中部可见乳白色分泌物或凝块。

(5) 卵泡充血、出血、萎缩、破裂，有的可见"卵黄性腹膜炎"。

(6) 脑部出现坏死灶、血管周围淋巴细胞管套、神经胶质灶、血管增生等病变。

(7) 胰腺和心肌组织局灶性坏死。

(五) 血清学指标

(1) 未免疫禽 H5 或 H7 的血凝抑制（HI）效价达到 24 及以上。

(2) 禽流感琼脂免疫扩散试验（AGID）阳性。

(六) 病原学指标

(1) 反转录-聚合酶链反应（RT-PCR）检测，结果 H5 或 H7 亚型禽流感阳性。

(2) 通用荧光反转录-聚合酶链反应（荧光 RT-PCR）检测阳性。

(3) 神经氨酸酶抑制（NI）试验阳性。

(4) 静脉内接种致病指数（IVPI）大于 1.2 或用 0.2 毫升 1:10 稀释的无菌感染流感病毒的鸡胚尿囊液，经静脉注射接种 8 只 4~8 周龄的易感鸡，在接种后 10 天内，能致 6~7 只或 8 只鸡死亡，即死亡率≥75%。

(5) 对血凝素基因裂解位点的氨基酸序列测定结果与高致病性禽流感分离株基因序列相符（由国家参考实验室提供方法）。

（七）结果判定

1. 临床怀疑病例

符合流行病学特点和临床症状 1，且至少符合其他临床指标或病理指标之一的；非免疫禽符合流行病学特点和临床症状 1，且符合血清学指标之一的。

2. 疑似病例

临床怀疑病例且符合病原学指标 1、指标 2、指标 3 之一的。

3. 确诊病例

疑似病例且符合病原学指标 4 或指标 5。

二、防控措施

（一）疫情报告

（1）任何单位和个人发现禽类发病急、传播迅速、死亡率高等异常情况，应及时向当地动物防疫监督机构报告。

（2）当地动物防疫监督机构在接到疫情报告或了解可疑疫情情况后，应立即派员到现场进行初步调查核实并采集样品，符合上述"临床怀疑病例"规定的，确认为临床怀疑疫情。

（3）确认为临床怀疑疫情的，应在 2 小时内将情况逐级报到省级动物防疫监督机构和同级兽医行政管理部门，并立即将样品送省级动物防疫监督机构进行疑似诊断。

（4）省级动物防疫监督机构确认为疑似疫情的，必须派专人将病料送国家禽流感参考实验室做病毒分离与鉴定，进行最终确诊；经确认后，应立即上报同级人民政府和国务院兽医行政管理部门，国务院兽医行政管理部门应当在 4 小时内向国务院报告。

（5）国务院兽医行政管理部门根据最终确诊结果，确认高致病性禽流感疫情。

（二）疫情处置

1. 临床怀疑疫情的处置

对发病场（户）实施隔离、监控，禁止禽类、禽类产品及有关物品移动，并对其内、外环境实施严格的消毒措施。

(1) 设备和必需品　清洗工具有扫帚、叉子、铲子、锹和冲洗用水管。消毒工具有喷雾器、火焰喷射枪、消毒车辆、消毒容器等。消毒剂使用清洁剂、醛类、强碱、氯制剂类等合适的消毒剂。防护装备包括防护服、口罩、胶靴、手套、护目镜等。

(2) 圈舍、场地和各种用具的消毒　① 对圈舍及场地内外采用喷洒消毒液的方式进行消毒，消毒后对污物、粪便、饲料等进行清理；清理完毕再用消毒液以喷洒方式进行彻底消毒，消毒完毕后再进行清洗；不易冲洗的圈舍清除废弃物和表土，进行堆积发酵处理。

② 对金属设施设备，可采取火焰、熏蒸等方式消毒；木质工具及塑料用具采取用消毒液浸泡消毒；工作服等采取浸泡或高温高压消毒。

③ 疫区内可能被污染的场所应进行喷洒消毒。

④ 污水沟、水塘可投放生石灰或漂白粉。

⑤ 运载工具清洗消毒。在出入疫点、疫区的交通路口设立消毒站点，对所有可能被污染的运载工具应当严格消毒；从车辆上清理下来的废弃物按无害化处理。

⑥ 疫点每天消毒1次连续1周，1周以后每两天消毒1次。疫区内疫点以外的区域每两天消毒1次。

2. 疑似疫情的处置

当确认为疑似疫情时，扑杀疑似禽群，对扑杀禽、病死禽及其产品进行无害化处理，对其内、外环境实施严格的消毒措施，对污染物或可疑污染物进行无害化处理，对污染的场所和设施进行彻底消毒，限制发病场（户）周边3千米的家禽及其产品移动。

(1) 扑杀方法　第一，窒息。先将待扑杀禽装入袋中，置入密封车或其他密封容器，通入二氧化碳窒息致死；或将禽装入密封袋中，通入二氧化碳窒息致死。

第二，扭颈。扑杀量较小时采用。根据禽只大小，一手握住头部，另一手握住体部，朝相反方向扭转拉伸。

也可根据本地情况，采用其他能避免病原扩散的致死方法。

扑杀人员的防护符合《高致病性禽流感人员防护技术规范》

(NY/T 768—2004)的要求。

(2) 无害化处理　所有病死禽、被扑杀禽及其产品、排泄物以及被污染或可能被污染的垫料、饲料和其他物品应当进行无害化处理。清洗所产生的污水、污物进行无害化处理。

无害化处理可以选择深埋、焚烧或高温高压等方法，饲料、粪便可以发酵处理。

深埋时注意选址，应当避开公共视线，选择地表水位低、远离学校、公共场所、居民住宅区、动物饲养场、屠宰场及交易市场、村庄、饮用水源地、河流等的地域。位置和类型应当有利于防洪。坑的覆盖土层厚度应大于1.5米，坑底铺垫生石灰，覆盖土以前再撒一层生石灰。禽类尸体置于坑中后，浇油焚烧，然后用土覆盖，与周围持平。填土不要太实，以免尸腐产气造成气泡冒出和液体渗漏。饲料、污染物等置于坑中，喷洒消毒剂后掩埋。

也可进行工厂化处理。将所有病死牲畜、扑杀牲畜及其产品密封运输至无害化处理厂，统一实施无害化处理。

饲料、粪便可在指定地点堆积，密封彻底发酵，表面应进行消毒。

无害化处理应符合环保要求，所涉及的运输、装卸等环节应避免撒（洒）漏，运输装卸工具要彻底消毒。

3. 确诊疫情的处置

疫情确诊后立即启动相应级别的应急预案。

(1) 划定疫点、疫区、受威胁区　由所在地县级以上兽医行政管理部门划定疫点、疫区、受威胁区。

① 疫点。指患病动物所在的地点。一般是指患病禽类所在的禽场（户）或其他有关屠宰、经营单位；如为农村散养，应将自然村划为疫点。

② 疫区。由疫点边缘向外延伸3千米的区域划为疫区。疫区划分时，应注意考虑当地的饲养环境和天然屏障（如河流、山脉等）。

③ 受威胁区。由疫区边缘向外延伸5千米的区域划为受威胁区。

(2) 封锁　由县级以上兽医主管部门报请同级人民政府决定对

疫区实行封锁；人民政府在接到封锁报告后，应在 24 小时内发布封锁令，对疫区进行封锁：在疫区周围设置警示标志，在出入疫区的交通路口设置动物检疫消毒站，对出入的车辆和有关物品进行消毒。必要时，经省级人民政府批准，可设立临时监督检查站，执行对禽类的监督检查任务。

跨行政区域发生疫情的，由共同上一级兽医主管部门报请同级人民政府对疫区发布封锁令，对疫区进行封锁。

（3）疫点内应采取的措施　①扑杀所有的禽只，销毁所有病死禽、被扑杀禽及其禽类产品。

②对禽类排泄物、被污染饲料、垫料、污水等进行无害化处理。

③对被污染的物品、交通工具、用具、禽舍、场地进行彻底消毒。

（4）疫区内应采取的措施　①扑杀疫区内所有家禽，并进行无害化处理，同时销毁相应的禽类产品。

②禁止禽类进出疫区及禽类产品运出疫区。

③对禽类排泄物、被污染饲料、垫料、污水等按国家规定标准进行无害化处理。

④对所有与禽类接触过的物品、交通工具、用具、禽舍、场地进行彻底消毒。

（5）受威胁区内应采取的措施　①对所有易感禽类进行紧急强制免疫，建立完整的免疫档案。

②对所有禽类实行疫情监测，掌握疫情动态。

（6）关闭疫点及周边 13 千米内所有家禽及其产品交易市场。

（7）流行病学调查、疫源分析与追踪调查　追踪疫点内在发病期间及发病前 21 天内售出的所有家禽及其产品，并销毁处理。按照高致病性禽流感流行病学调查规范，对疫情进行溯源和扩散风险分析。

（8）解除封锁　①解除封锁的条件。疫点、疫区内所有禽类及其产品按规定处理完毕 21 天以上，监测未出现新的传染源；在当地动物防疫监督机构的监督指导下，完成相关场所和物品终末消毒；受威胁区按规定完成免疫。

② 解除封锁的程序。经上一级动物防疫监督机构审验合格，由当地兽医主管部门向原发布封锁令的人民政府申请发布解除封锁令，取消所采取的疫情处置措施。

③ 疫区解除封锁后，要继续对该区域进行疫情监测，6个月后如未发现新病例，即可宣布该次疫情被扑灭。疫情宣布扑灭后方可重新养禽。

（9）对处理疫情的全过程必须做好完整详实的记录，并归档。

（三）**疫情监测**

1. 监测方法

包括临床观察、实验室检测及流行病学调查。

2. 监测对象

以易感禽类为主，必要时监测其他动物。

3. 监测范围

（1）对养禽场户每年要进行两次病原学抽样检测，散养禽不定期抽检，对于未经免疫的禽类以血清学检测为主。

（2）对交易市场、禽类屠宰厂（场）、异地调入的活禽和禽产品进行不定期的病原学和血清学监测。

（3）对疫区和受威胁区的监测　① 对疫区、受威胁区的易感动物每天进行临床观察，连续1个月，病死禽送省级动物防疫监督机构实验室进行诊断，疑似样品送国家禽流感参考实验室进行病毒分离和鉴定。

解除封锁前采样检测1次，解除封锁后纳入正常监测范围。

② 对疫区养猪场采集鼻腔拭子，疫区和受威胁区所有禽群采集气管拭子和泄殖腔拭子，在野生禽类活动或栖息地采集新鲜粪便或水样，每个采样点采集20份样品，用RT-PCR方法进行病原检测，发现疑似感染样品，送国家禽流感参考实验室确诊。

4. 监测报告

在监测过程中，国家规定的实验室要对分离到的毒株进行生物学和分子生物学特性分析与评价，密切注意病毒的变异动态，及时向国务院兽医行政管理部门报告。

5. 预警预报

各级动物防疫监督机构对监测结果及相关信息进行风险分析,做好预警预报。

6. 监测结果处理

监测结果逐级汇总上报至中国动物疫病预防控制中心。发现病原学和非免疫血清学阳性禽,要按照《国家动物疫情报告管理办法》的有关规定立即报告,并将样品送国家禽流感参考实验室进行确诊,确诊阳性的,按有关规定处理。

(四) 免疫

(1) 国家对高致病性禽流感实行强制免疫制度,免疫密度必须达到100%,抗体合格率达到70%以上。

(2) 预防性免疫,按农业农村部制定的免疫方案中规定的程序进行。

(3) 突发疫情时的紧急免疫,按本规范有关条款进行。

(4) 所用疫苗必须采用农业农村部批准使用的产品,并由动物防疫监督机构统一组织、逐级供应。

(5) 所有易感禽类饲养者必须按国家制定的免疫程序做好免疫接种,当地动物防疫监督机构负责监督指导。

(6) 定期对免疫禽群进行免疫水平监测,根据群体抗体水平及时加强免疫。

(五) 检疫监督

1. 产地检疫

饲养者在禽群及禽类产品离开产地前,必须向当地动物防疫监督机构报检,接到报检后,必须及时到户、到场实施检疫。检疫合格的,出具检疫合格证明,并对运载工具进行消毒,出具消毒证明,对检疫不合格的按有关规定处理。

2. 屠宰检疫

动物防疫监督机构的检疫人员对屠宰的禽只进行验证查物,合格后方可入厂(场)屠宰。宰后检疫合格的方可出厂,不合格的按有关规定处理。

3. 引种检疫

国内异地引入种禽、种蛋时,应当先到当地动物防疫监督机构办理检疫审批手续且检疫合格。引入的种禽必须隔离饲养 21 天以上,并由动物防疫监督机构进行检测,合格后方可混群饲养。

4. 监督管理

① 禽类和禽类产品凭检疫合格证运输、上市销售。动物防疫监督机构应加强流通环节的监督检查,严防疫情传播扩散。

② 生产、经营禽类及其产品的场所必须符合动物防疫条件,并取得动物防疫合格证。

③ 各地根据防控高致病性禽流感的需要设立公路动物防疫监督检查站,对禽类及其产品进行监督检查,对运输工具进行消毒。

(六) 保障措施

1. 各级政府应加强机构队伍建设,确保各项防治技术落实到位。

2. 各级财政和发改部门应加强基础设施建设,确保免疫、监测、诊断、扑杀、无害化处理、消毒等防治工作经费落实。

3. 各级兽医行政部门动物防疫监督机构应按本技术规范,加强应急物资储备,及时演练和培训应急队伍。

4. 在高致病禽流感防控中,人员的防护按《高致病性禽流感人员防护技术规范》执行。《高致病性禽流感人员防护技术规范》规定了对密切接触高致病性禽流感病毒感染或可能感染禽和场的人员的生物安全防护要求。适用于密切接触高致病性禽流感病毒感染或可能感染禽和场的人员进行生物安全防护。此类人员包括:诊断、采样、扑杀禽鸟、无害化处理禽鸟及其污染物和清洗消毒的工作人员,饲养人员,赴感染场或可能感染场进行调查的人员。

(1) 诊断、采样、扑杀禽鸟、无害化处理禽鸟及其污染物和清洗消毒的工作人员 ① 进入感染或可能感染场和无害化处理地点。穿防护服,戴可消毒的橡胶手套,戴 N95 口罩或标准手术用口罩,戴护目镜,穿胶靴。

② 离开感染或可能感染场和无害化处理地点。工作完毕后,对

场地及其设施进行彻底消毒,在场内或处理地的出口处脱掉防护装备,将脱掉的防护装备置于容器内进行消毒处理,对换衣区域进行消毒,人员用消毒水洗手,工作完毕要洗浴。

(2)饲养人员　饲养人员与感染或可能感染的禽鸟及其粪便等污染物品接触前,必须戴口罩、手套和护目镜,穿防护服和胶靴。扑杀处理禽鸟和进行清洗消毒工作前,应穿戴好防护物品。场地清洗消毒后,脱掉防护物品。衣服须用70℃以上的热水浸泡5分钟或用消毒剂浸泡,然后再用肥皂水洗涤,于太阳下晾晒。胶靴和护目镜等要清洗消毒。处理完上述物品后要洗浴。

(3)赴感染场或可能感染场的人员　①需备物品。口罩、手套、防护服、一次性帽子或头套、胶靴等。

②进入感染场或可能感染场注意事项。穿防护服,戴口罩,用过的口罩不得随意丢弃,穿胶靴,用后要清洗消毒,戴一次性手套或可消毒橡胶手套,戴好一次性帽子或头套。

③离开感染场或可能感染场注意事项。脱个人防护装备时,污染物要装入塑料袋内,置于指定地点,最后脱掉手套后,手要洗涤消毒,工作完毕要洗浴,尤其是出入过有禽粪灰尘的场所。

(4)健康监测　所有暴露于感染或可能感染禽和场的人员均应接受卫生部门监测;出现呼吸道感染症状的人员应尽快接受卫生部门检查;出现呼吸道感染症状人员的家人也应接受健康监测;免疫功能低下、60岁以上和有慢性心脏和肺脏疾病的人员要避免从事与禽接触的工作;应密切关注采样、扑杀处理禽鸟和清洗消毒的工作人员和饲养人员的健康状况。

第二节　布鲁氏菌病

布鲁氏菌病简称布病,是由布鲁氏菌属细菌感染引起的一种人畜共患病,又称为波浪热、马耳他热、地中海热,俗称蔫巴病、千日病、懒汉病等,我国农业农村部将其列为二类动物疫病,《中华人民共和国传染病防治法》规定其为乙类传染病，是当前我国重点防控的人畜共患传染病之一。

一、诊断方法

（一）病原

本病的病原是布鲁氏菌，在自然界中可以独立于人、畜之外，在野生动物中形成完整的疾病传播循环，因此布病属于自然疫源性疫病。

布鲁氏菌对光、热、常用化学消毒剂等均很敏感。阳光照射20分钟，湿热60℃ 30分钟、70℃ 10分钟，3%漂白粉澄清液数分钟就可将其杀死。布鲁氏菌在土壤中可存活2~5天，粪便中夏季可存活1~3天，冰冻状态下存活数月，鲜乳中能存活10天，食品中可存活2个月，水中可存活5天至4个月。

（二）流行特点

多种动物和人对布鲁氏菌易感。布鲁氏菌属的6个种和主要易感动物见表2-1。

表2-1 布鲁氏菌属的6个种和主要易感动物

种	主要易感动物
羊种布鲁氏菌	羊、牛
牛种布鲁氏菌	牛、羊
猪种布鲁氏菌	猪
绵羊附睾种布鲁氏菌	绵羊
犬种布鲁氏菌	犬
沙林鼠种布鲁氏菌	沙林鼠

在我国，布病一年四季均可发病，但有明显的季节性。我国北方牧区，布病羊群流产高峰在每年2—4月，发病高峰为春末夏初。发病率牧区高于农区，农区高于城市。患病与职业有密切关系，畜牧兽医工作者、屠宰工人、皮毛加工人员等明显高于一般人群。发病年龄

以青壮年为主,男性多于女性。

人和多种动物对布鲁氏菌易感。在家畜中,羊、牛、猪的易感性最强,且可由羊、牛、猪传染给人或其他家畜。母畜比公畜、成年畜比幼年畜发病多。在母畜中,第一次妊娠母畜发病较多。近年来,人们发现海豹、海豚、鲸及水獭也能感染。

人对布鲁氏菌普遍易感,主要取决于接触机会的多少。人感染布病具有明显的职业性,与牲畜接触密切的一些职业人群及疫区和牧区的居民,如兽医、放牧员、饲养员、屠宰工、挤奶工、皮毛、乳、肉加工人员及实验室操作人员等易感染布病。

布病的传染源是带菌动物,尤其是病畜及其流产胎儿、胎衣是主要传染源。布鲁氏菌感染母畜后,多寄生于其生殖系统,引起母畜胎盘炎症和流产。其流产物,如流产胎儿、胎膜、羊水和胎盘含有大量的布鲁氏菌,会污染饲草、草原及水源,造成家畜感染,人接触后可造成人员感染。因此,患病动物的流产物是传播布病的主要因子,也可以形象地称其是"装满细菌的口袋"。与人类有关的传染源动物主要是羊、牛及猪,其次是犬。感染动物可长期甚至终生带菌,成为对其他动物和人最危险的传染源。

易感动物接触到被布鲁氏菌污染的草场、圈舍、水源、饲料等污染物,通过消化道、呼吸道、生殖道、损伤的皮肤黏膜而感染。发病初期在血液和各组织中均可以找到布鲁氏菌。人主要通过皮肤、黏膜和呼吸道感染,在饲养、挤奶、剪毛、屠宰及加工皮、毛、肉等过程中不注意防护也可感染;人食用来自受感染动物的未经巴氏杀菌的奶也会感染;一些昆虫(如苍蝇、蜱等)可携带布鲁氏菌,叮咬易感动物或污染饲料、水源、食品,也可传播布病。

布病流行广泛,世界上有牲畜的地方几乎都发生过人或畜间疫情。世界上200多个国家中,有170多个国家发生过人、畜间布病。我国绝大多数省(自治区、直辖市)发生过人、畜间布病,其中内蒙古、山西、黑龙江、河北、吉林、辽宁、河南、陕西、新疆、山东等地最为严重。

（三）临床症状

1. 家畜布病临床症状

家畜感染布病后其繁殖能力和生产性能会下降，母畜会流产、不孕、胎盘滞留、死胎或弱胎，公畜会患睾丸炎、关节炎等，影响畜产品的质量和安全，造成严重经济损失。

家畜感染布病的潜伏期短的半个月，长的可达半年、一年甚至几年，也可终生带毒，但不发病。患病母畜最明显的症状是流产，常发生在妊娠中后期，多为死胎或弱胎，多数动物伴发胎衣滞留不下，引发子宫内膜炎。有的经久不愈，屡配不孕。患病公畜常发生睾丸炎，呈一侧性或两侧性睾丸肿胀、硬固，有热痛，后期睾丸萎缩，失去配种能力。病畜可发生关节炎及水肿，有时表现为跛行，部分可见眼结膜炎、腱鞘炎、滑膜囊炎等。

2. 人感染布病临床症状

人感染布病后，会引起全身多个系统的损害，特别是骨关节。患者主要表现为发热、多汗、全身乏力、关节和肌肉疼痛，有的还会出现肝脾肿大、睾丸肿大等，严重的可丧失劳动能力。如不及时治疗，很容易转为慢性，转为慢性后很难治愈。

慢性期活动型患者具有急性期的表现，也可长期低热或无热，疲乏无力，头痛，反应迟钝，精神抑郁，神经痛，关节痛，一般局限某一部位，但重者关节强直、变形。

人感染急性布病约80%的患者急骤起病，以寒战高热、多汗、游走性关节痛为主要表现。病变主要累及大关节，单个或多个，非对称性，局部红肿；10%~27%的患者起病缓慢，常出现前驱症状，其表现颇似重感冒，全身不适，疲乏无力，食纳减少，头痛肌痛、烦躁或抑郁等。

（四）病理变化

主要病变为生殖器官的炎性坏死，脾、淋巴结、肝、肾等器官形成特征性肉芽肿（布病结节）。有的可见关节炎。胎儿主要呈败血症病变，浆膜和黏膜有出血点和出血斑，皮下结缔组织发生浆液性、出血性炎症。

(五) 实验室诊断

根据母畜发生流产，造成胎衣滞留和子宫内膜炎，从阴道流出污秽不洁、恶臭的分泌物；公畜睾丸炎、附睾炎或关节炎等典型症状以及流行病学特点，可以判断为疑似布病，确诊要采集病料进行实验室检测。

布鲁氏菌病原学检测可以进行细菌分离培养和 PCR 检测。血清学检测技术有虎红平板凝集试验、试管凝集试验、补体结合试验、全乳环状试验、酶联免疫吸附试验、荧光偏振分析技术等。

1. 病原学诊断

（1）病料采集与运送　无菌采集新鲜的病变组织，包括生殖器官、脾、淋巴结、肝、肾等器官，放入无菌容器内。用记号笔注明日期、组织脏器和动物名称。注意防止组织间相互污染，及时置于低温条件下保存。所采集的样品要以最快、最直接的途径送往实验室。如果样品能在采集后 24 小时内送抵实验室，则可放在加冰块的保温盒中运送。如 24 小时内不能送抵实验室，可将样品冷冻，并维持低温状态运送。运送的样品要用防渗材料密封包装。

（2）显微镜检查　采集流产胎衣、绒毛膜水肿液、肝、脾、淋巴结、胎儿胃内容物等组织，制成抹片，用柯兹罗夫斯基染色法染色，镜检，布鲁氏菌为红色球杆状小杆菌，而其他菌为蓝色。

（3）分离培养　新鲜病料可用胰蛋白胨琼脂面或血液琼脂斜面、肝汤琼脂斜面、3%甘油 0.5%葡萄糖肝汤琼脂斜面等培养基培养；若为陈旧病料或污染病料，可用选择性培养基培养。培养时，一份在普通条件下，另一份放于含有 5%~10% 二氧化碳的环境中，37℃ 培养 7~10 天。然后进行菌落特征检查和单价特异性抗血清凝集试验。为使防治措施有更好的针对性，还需做种型鉴定。如病料被污染或含菌极少时，可将病料用生理盐水稀释 5~10 倍，健康豚鼠腹腔内注射 0.1~0.3 毫升/只。如果病料腐败时，可接种于豚鼠的股内侧皮下。接种后 4~8 周，将豚鼠扑杀，从肝、脾分离培养布鲁氏菌。

2. 血清学诊断

虎红平板凝集试验、全乳环状试验、试管凝集试验、补体结合试验等。

3. 布病变态反应诊断方法

布鲁氏菌素皮肤试验，可用于筛选未经疫苗免疫群体。凡接种过 Rev. 1、A19 或 RB51 疫苗的动物在免疫多年后经布鲁氏菌素皮肤试验检测仍能产生阳性反应。该方法特异性高，且在群体水平上具有足够的敏感性，因此可推荐用于无布病地区的群体/群体监测。

（六）结果判定

县级以上动物防疫监督机构负责布病诊断结果的判定。

符合本病的流行特点、临床症状和病理变化时，判定为疑似疫情。

符合本病的流行特点、临床症状和病理变化，且显微镜检查或细菌分离培养阳性时，判定为患病动物。

未免疫动物的结果判定如下：虎红平板凝集试验或全乳环状试验阳性时，判定为疑似患病动物。分离培养或试管凝集试验或补体结合试验阳性时，判定为患病动物。符合虎红平板凝集试验或全乳环状试验阳性，但试管凝集试验或补体结合试验阴性时，30天后应重新采样检测，虎红平板凝集试验或试管凝集试验或补体结合试验阳性的判定为患病动物。

二、防控措施

（一）畜间疫情报告和处置

1. 疫情报告

规模养殖场（户）制定布病疫情报告和应急处置预案，当发生疑似病例时，根据规定向所在地农业农村主管部门或动物疫病预防控制机构报告。散养户发现流产等疑似病例时，及时报告村级防疫员或乡镇动物防疫人员，由其向当地动物疫病预防控制机构报告，或直接报告当地动物疫病预防控制机构。

2. 疫情处置

接到报告后，相关机构应及时派专业技术人员到现场进行诊断和流行病学调查。确认畜间布病疫情的，按《布鲁氏菌病防治技术规范》要求严格处置,扑杀患病动物。开展流行病学调查,隔离饲养同群畜和有流行病学关联的畜群,加强临床排查,必要时开展应急监测。连续 2 次间隔 30 天检测为阴性的,解除隔离。

(1) 发现疑似布病病畜　养殖户发现疑似布病牲畜后,应立即向当地兽医部门报告,再由专业人员对疑似患病家畜进行采样、检测和确诊。同时,养殖户要立即对病畜及同群畜进行隔离,并加强消毒,不能自行处理病畜,禁止私自屠宰和贩卖,以防因处理不当,引起病原菌扩散。

(2) 发现疑似布病疫情　当地兽医部门接到布病疑似疫情报告后,应及时派员到现场进行调查确认,采样开展实验室诊断,确诊后请当地政府组织有关部门立即进行疫情处置,并按照《动物疫情报告管理办法》及有关规定上报。处置措施如下:一是对病畜全部隔离和扑杀;二是对病畜及其流产胎儿、胎衣、排泄物、鲜奶等按照有关规定进行无害化处理;三是对病畜污染的场所、用具、物品严格消毒,养殖场的饲料、垫料等可深埋发酵或焚烧处理,粪便采取堆积密封发酵处理,设施设备采取火焰熏蒸方式消毒,圈舍、场地、车辆采取喷洒消毒药消毒;四是开展流行病学调查和疫源追踪。

(3) 布病疫区应该采取的措施　应采取消毒、免疫、检疫、监测、扑杀、无害化处理等多项措施相结合的办法。卫生部门与兽医部门互通信息,多部门联防联控。出现区域性流行趋势时,要对疫区或发病场所采取封锁措施。常用的消毒剂,如醛类、含氯消毒剂、酚类、氧化剂、碱类等均能杀灭环境中的病原菌。

(4) 布病病畜的处理　对病畜进行隔离饲养,严格执行"四不准一处理"标准,即:病畜不准宰杀、不准食用、不准销售、不准转运,防止疫源扩散,按照规定对病畜进行扑杀和无害化处理。

疫区监测 30 天以上,未出现新的疫情,在当地动物疫控机构的监督指导下,对相关场所和物品实施终末消毒。经当地动物疫控机构审验合格,由当地兽医行政管理部门提出申请,由原发布封锁令的政府宣布解除封锁。解除封锁后,疫点可以再次饲养牲畜。

3. 隔离阳性动物

在养殖场生产区域下风口用 2 道栅栏或实体围墙隔离,设置阳性动物隔离区,与健康牛羊舍保持至少 5 米距离。隔离区内工作人员、车辆、用具等要相对固定,进出口设置专门消毒设施,对进出的人员和车辆等进行严格消毒。奶畜隔离区配备专门的挤奶设备和全密封巴氏高温杀菌设备,分区挤奶并对阳性动物产的鲜奶进行巴氏高温杀菌。

4. 无害化处理

按照病死及病害动物无害化处理相关技术规范要求,或按照地方兽医管理部门规定,对病死、扑杀牛羊进行无害化处理,对日常检疫中发现的患病牛羊及其流产胎儿、胎衣、排泄物、乳、乳制品等进行严格彻底的无害化处理,对患病动物污染的场所、用具、物品严格进行消毒。由无害化处理公司统一处理的,一律收集后交由其进行处理;无统一处理条件的,设立专门的无害化处理池。污染的饲料、垫料和阳性动物粪便等,可采取深埋发酵或焚烧的方式无害化处理。

5. 实行彻底消毒

对阳性动物污染的牛羊舍、运动场、挤奶厅、运输设备、用具、物品等,要每天至少 2 次严格消毒,持续 2 周以上。阳性动物隔离区每天至少全面彻底消毒 2 次,直至隔离的阳性动物全部处置完毕为止。牛羊产后要对产房进行全面彻底消毒,对流产物污染的地方进行严格彻底消毒。

(二) 防控

1. 加强饲养卫生管理

(1) 坚持自繁自养和引种检疫　养殖场(户)应坚持自繁自养,如需引种,事先做好引进动物的疫病检测或查验检测报告,防止购入病畜和隐性感染畜。运输车辆消毒后方可进场,预留隔离舍。隔离饲养引入动物,确定无疫病后,方可混群饲养。必要时按规定程序进行免疫接种。

(2) 加强日常管理　畜群分群管理,定时、定量饲喂,保持日粮的相对稳定,保证足够新鲜、清洁、适温的饮水。做好冬季防寒、夏季防暑工作，注意圈舍通风。做好环境卫生工作，及时清粪，保持圈舍、运动场清洁卫生。实施雨污分离，保证排水顺畅。设置单独产房，加强产后消毒工作。放牧时，做到不与其他畜群混合放牧。

（3）加强日常临床巡查 观察畜群采食、饮水、精神状态，发现母畜流产、不孕、乳腺炎，公畜睾丸肿大、关节炎等临床异常情况，要及时报告送检，做进一步诊断。

（4）做好各项档案记录和标识管理 详细记录和保存养殖、免疫、检测、诊疗、消毒、无害化处理、生物安全管理等记录，做到及时归档、分类保存。规范使用耳标等各类个体标识，详细记录个体生产信息，对养殖家畜实施可追溯管理。

2. 规范免疫措施

（1）基本要求 按照国家和当地布病免疫政策要求做好布病免疫工作，免疫县非免疫场和非免疫县免疫场应按相关规定及时报备。科学选择疫苗，规模场实行程序免疫，散养户实行春秋两季集中免疫。确保畜群应免尽免，强化免疫人员个人防护，做好免疫记录和档案。对实施布病免疫的场户，应及时开展免疫后抗体监测，确保免疫质量和密度。

（2）推荐免疫程序 ① 羊免疫程序。布鲁氏菌活疫苗（S2株）：推荐皮下或肌内注射免疫，口服（灌服）免疫也可，不推荐饮水免疫。口服（灌服）免疫可用于孕畜（包括牛），注射免疫不能用于孕畜（包括牛），小尾寒羊、湖羊等四季配种产羔的羊种慎用。每年对3~4月龄健康羔羊实施免疫，以后每年可视免疫效果加强免疫1次。对于调入调出羊只频繁的育肥场（户）、阳性率较高的自繁自养场（户）剔除阳性家畜后，可每年春季或秋季对所有存栏羊只实施整群免疫。

布鲁氏菌基因缺失活疫苗（M5-90Δ26株）或布鲁氏菌活疫苗（M5株）：用于3月龄以上的羊免疫，母羊可在配种前2~3个月期间接种，腿部或颈部皮下注射。以后每年接种1次。不可用于孕畜。

② 牛免疫程序。布鲁氏菌基因缺失活疫苗（A19-ΔVirB12株）或布鲁氏菌活疫苗（A19株）：3~8月龄牛免疫，皮下注射，必

要时可在12~13月龄（即第1次配种前1个月）再低剂量接种1次；以后可根据牛群布病流行情况决定是否再进行接种。不可用于孕畜。

③ 其他动物免疫程序。骆驼和牦牛参照牛的免疫程序执行。

（3）免疫接种　① 免疫时间。免疫应尽可能避开高温季节、湿热天气、刮风和怀孕、分娩高峰期。

② 人员要求。免疫人员应掌握布病危害及防控、应急处置等相关专业知识，并能熟练操作。所有在场人员，包括保定人员、免疫操作人员、畜主、饲养员等均应站在上风向或动物侧面，做好个人防护。

③ 动物要求。动物免疫接种前、后3天内禁止使用抗生素。用保定绳、保定栏或分羊栏保定动物，使其头部和身体不能移动。

④ 免疫器械及消毒。口服免疫时使用已经消毒的布病疫苗专用全封闭式投药器或连续投药枪进行免疫；注射免疫应使用一次性注射器或连续注射器，可选择腿部内侧或颈部两侧进行皮下注射。

⑤ 免疫前后消毒。免疫前应对场地进行全面压尘消毒；免疫结束后对场地、设施设备、人员、防护用品及疫苗瓶等进行及时消毒和无害化处理。

⑥ 疫苗保存和使用。疫苗全程冷链运输低温保存。严格按照疫苗说明书要求配制、稀释和使用。疫苗开启后，限当日使用，确保疫苗效力。

（4）应急处置　① 应激反应的处置。免疫后如动物出现体温升高、饮食欲减退等应激反应，一般无须处理，在3天内可自行恢复正常；严重者可注射肾上腺素、地塞米松等药物，并采取辅助治疗措施。

② 疫苗泄漏的处置。在免疫过程中，如有划伤、疫苗喷出或泄漏，及时对人员进行消毒，轻微伤口立即自行冲洗，并及时就医。对环境、器械等进行彻底消毒。

3. 畜间布病监测

（1）动物疫病预防控制机构监测　动物疫病预防控制机构按照《国家动物疫病监测与流行病学调查计划》要求，规范开展家畜布病监测。对于免疫群，需要记录背景信息（包括动物种类、年龄、免疫时间、免疫途径、疫苗名称、疫苗厂家、调运情况等），牛免疫 A19 株疫苗 12 个月后、羊免疫 S2 株疫苗 6 个月后，可按监测要求进行疫病监测。对非免疫群，对大于 2 岁的所有牛群和大于 6 月龄的所有羊群，可按监测要求进行疫病监测。

（2）养殖场户监测　养殖场（户）要严格落实动物防疫主体责任，做好日常巡查，积极配合当地动物疫病预防控制机构做好布病监测工作。有条件的场户，可自行或委托兽医社会化服务组织对本场开展布病监测。

4. 开展布病净化和无疫建设

（1）开展布病场群净化和无疫建设　牛羊养殖场依据《动物疫病净化场评估技术规范》《无布鲁氏菌病小区标准》等技术指导文件，在各级动物疫病预防控制机构和相关机构的指导和帮助下，针对本场布病本底调查情况，并考虑自身条件和本场实际，"一场一册"制定相应净化或无疫小区建设方案。建立完善的防疫和生产管理等制度，优化生产结构和建筑设计布局，构建可靠的生物安全防护体系。采取严格的生物安全措施，加强人流、物流管控，实行"自繁自养"生产模式，降低疫病水平传播风险。强化对引入种用动物和本场留种动物监测，降低疫病垂直传播风险。持续开展病原学监测和感染抗体监测，通过淘汰带菌动物、分群饲养等方法建立健康动物群，以布病阴性的生产核心群为基础，逐步扩大健康群，最终实现全场净化和无疫。

（2）开展布病区域净化和无疫建设　有条件的地区，可集中连片推进布病场群净化或无疫小区建设，以点带面，积极推广疫病监测、风险评估、分级防控、调运监管、生物安全管理等布病区域净化技术，在区域内开展本底调查和风险评估，制定实施监测净化或无疫建设方案，建立区域生物安全综合防控体系，强化家畜流动监管措施，统筹规模场和散养户，统筹畜间防控和人间防控，推进区域内养殖、运输、屠宰全链条防控，全方位强化区域内布病系统治理水平，实现区域布病净化和无疫。

5. 及时清理和消毒

（1）环境清理　保持场区内排水沟通畅，无淤积物堵塞，及时清理粪污等异物。圈舍内定期更换垫料，及时更换饮水，清理剩草料和粪便。清理青贮窖周围积水，保持青贮窖排水沟通畅。粪污存放地点应防雨、防渗漏、防溢流，保持粪堆规整，易于覆膜发酵，周边无散落粪便。生活区内垃圾定点存放，并集中处理。开展预防性灭蚊蝇、灭鼠工作。不散养犬猫等其他动物。

（2）消毒　①养殖场（户）环境消毒的消毒剂。醛类消毒剂有甲醛、聚甲醛等，其中以甲醛的熏蒸消毒最为常用；含氯消毒剂包括无机含氯消毒剂和有机含氯消毒剂，消毒效果取决于有效氯的含量，含量越高，消毒效果越好，可用5%漂白粉溶液喷洒动物圈舍、笼架、饲槽及车辆等；碱类制剂主要有氢氧化钠和生石灰等，可用3%氢氧化钠水溶液喷洒6~12小时后用清水冲洗干净；生石灰须加等重量的水，洒布于需消毒场所。

②养殖场（户）日常消毒。扑杀病畜和阳性畜并进行无害化处理后，场地圈舍必须清洗消毒；畜舍中的粪便应彻底清除，院子里散落的畜粪应当收集，并作堆积密封发酵或焚烧处理。清理堆积畜粪时应淋水，防止扬起粪尘；用过的器械、用具都要进行清洗消毒；用过的个人防护物品，如手套、塑料袋和口罩等应集中销毁，可重复使用的物品须用去污剂清洗2次，确保干净。扑杀时穿过的衣服须用70℃以上的热水浸泡10分钟以上，再用肥皂水洗涤，在阳光下晾晒。

③牛羊场（户）双压尘消毒。布鲁氏菌污染环境后形成气溶胶，可以经过呼吸道侵入机体。双压尘消毒要求在采样前、免疫前对圈舍地面先喷洒一遍消毒液，以药液喷湿地面为宜，起到防尘作用，避免防疫人员吸入圈舍灰尘及病原微生物，对人起到保护作用。

④从事牛羊屠宰加工及相关工作的人员的预防。牲畜屠宰人员在屠宰、剥皮等过程中，很容易造成手部受伤，若屠宰的是布病病畜，则病畜血液和内脏中的布鲁氏菌很容易通过伤口感染。有些屠宰人员不注意个人防护，激烈操作，容易使血液等溅到皮肤或眼睛上，引起感染。所以相关人员必须注意操作过程中不要弄伤自己，注意个

人防护，操作过程不要过于剧烈。遵守防护制度（穿着防护服，做好消毒工作）。

⑤ 疫区饮水管理。布鲁氏菌可以在水中长期存活，被病畜污染的水能传播布病，因此在日常饲养管理过程中要做好水源管理，要做到人畜饮水分开，家畜饮用水槽要定期消毒。

⑥ 奶和奶制品消毒。人可能因食用来自受感染动物的且未经杀菌的奶而感染布病，各种鲜奶及鲜奶制品必须经消毒处理后才能食用，消毒方法可采用巴氏消毒（70℃，30分钟）或煮沸消毒。

⑦ 皮毛消毒与常用化学药品。环氧乙烷消毒法：常用熏蒸消毒，每立方米密封空间300～400克环氧乙烷，经8小时即可杀死布鲁氏菌。消毒皮毛可在消毒室、柜、锅和塑料袋内进行。环氧乙烷低温条件下为液体。常温下易挥发，遇明火爆炸，工作时温度要恒定在15℃左右。加入1∶9的二氧化碳或其他惰性气体，可避免爆炸。

甲醛溶液消毒法：皮毛经碱水处理后，用4%甲醛溶液浸渍，加温至60℃，即可达到杀菌目的。也可用密闭消毒，利用蒸气消毒皮毛。此外，还可采用3%～5%来苏儿水浸泡皮毛或表面喷洒。

6. 严格报检和检疫

（1）落实动物检疫申报制度　①出售牛羊等易感动物及其产品。出售或者运输牛羊等易感动物及其产品的，货主或养殖者应当提前3天向所在地动物卫生监督机构申报检疫。

② 屠宰牛羊等易感动物。屠宰牛羊等易感动物的，应当提前6小时向所在地动物卫生监督机构申报检疫；急宰的，可以随时申报。

③ 向无疫区输入牛羊等易感动物及其产品。向牛羊无规定动物疫病区输入牛羊等易感动物及其产品，货主除按上述要求向输出地动物卫生监督机构申报检疫外，还应当在启运3天前向输入地动物卫生监督机构申报检疫。输入易感动物的，向输入地隔离场所在地动物卫生监督机构申报；输入易感动物产品的，在输入地省级动物卫生监督机构指定的地点申报。

④ 落地报告。购入活畜要进行落地报告，告知当地动物卫生监督机构。购入种用、乳用动物在当地隔离场或者饲养场内隔离饲养

30天，经布病复检结果为阴性的方可合群饲养。购入其他布病易感动物的，确保无布病感染后方可合群饲养。

（2）严格实施动物检疫工作　动物卫生监督机构接到检疫申报后，应当及时对申报材料进行审查。申报材料齐全的，予以受理。受理申报后，动物卫生监督机构应当指派官方兽医实施检疫，可以安排协检人员协助官方兽医到现场或指定地点核实信息，开展临床健康检查。官方兽医严格按照《动物检疫管理办法》做好相应的产地检疫、屠宰检疫、进入牛羊无规定动物疫病区的动物检疫等工作，经检疫符合规定的，出具动物检疫证明。

① 产地检疫。牲畜在离开饲养地之前，养殖场（户）必须向当地动物卫生监督机构报检。动物卫生监督机构接到报检后必须及时派人员到养殖场（户）或检疫申报点实施检疫。检疫合格后，出具合格证明；对运载工具进行消毒，出具消毒证明，对检疫不合格的按照有关规定处理。

② 牛羊养殖户（场）要配合相关部门做好防疫工作。养殖者要履行防疫主体责任。养殖者是动物防疫的第一责任人，养殖者要提高动物疫病防控意识，按照要求做好动物防疫工作；养殖者要配合兽医主管部门做好布病监测、流行病学调查、净化、免疫等布病防控工作；养殖者应配合兽医主管部门，对患布病动物进行扑杀和无害化处理；养殖者应按规定建立疫情报告、消毒等制度，建立真实、完整的养殖档案。

③ 养殖场引进牛羊时应注意的问题。规模养殖场、牧区畜群应坚持自繁自养，不从外地、外场引进牲畜，养殖小区、农村散养户应坚持"全进全出"的养殖方式，防止疫病传入。引种补栏或必须引进牛羊的，不从布病疫区或患病养殖场引入动物，调运前必须查验检疫证明和布病检测证明，确定动物健康。调运的动物到达目的地后必须经严格隔离检疫，运抵的动物应在隔离饲养场、区进行30天的隔离饲养，经检测无布病感染后方可混群饲养。

④ 对家畜进行布病检疫。布病检疫是控制布病传染源的主要措施之一，一方面可以及时检出患病家畜，查清疫情的程度和分布范

围，掌握其流行规律和特点，并为制定防控政策提供依据；另一方面可以杜绝传染源的输出和输入，保护布病净化地区不受污染，实现区域内布病净化。

5月龄羔羊和8月龄犊牛采取先检测后免疫制度，检出的阳性畜，立即进行扑杀处理；阴性畜及时进行布病免疫，疫苗接种的动物在免疫后6~18个月再进行检测。

⑤ 非布病疫区牲畜在出售或运出前的检疫。非布病疫区牲畜在出售或运出前，应就地隔离并进行检疫。如检疫后全部牲畜均为阴性，则允许运出产地；若检出阳性牲畜，应淘汰处理，其余牲畜进行复检，直至全部为阴性反应方可运出。非布病疫区各种牲畜的幼畜，如果在4月龄以前运出产地，则不用进行布病检疫。

⑥ 牲畜外运。根据有关规定，疫区县内的无布病乡、场或畜群的牲畜可以外运，但必须在外运之前进行布病检测。若检出阳性，应将其淘汰，其余牲畜再复查1次，直至全部牲畜的检查结果均为阴性时才可以从产地运出。

接种过布病疫苗的健康牲畜，布病检测为阳性，可凭免疫证明申报产地检疫，在免疫地区内调运，禁止调入非免疫区。

⑦ 新购牲畜的隔离与混群。新购牲畜至少隔离饲养30天，种畜隔离45天，并经过两次布病检测，其结果全部为阴性后，可与当地健康牲畜混群。如果检出布病血清学阳性，应作淘汰处理，其余阴性牲畜再做两次检测，全部阴性时可视为健康牲畜，可混群饲养。从不同地区同时购入的牲畜，在未经检疫合格之前，不能放在同群内饲养。

⑧ 屠宰场和食品加工企业人员的布病防控。相关企业日常应做好职工健康体检和健康教育、调入牲畜的隔离检疫、防护用品和设施的安排等方面工作，防止发生布病感染。如果在企业中发现患布病的动物，应进行扑杀和无害化处理，严禁宰杀、销售。

7. 加强生物安全管理

（1）配备生物安全硬件设施设备　养殖者要树立生物安全防护意识，规模场区入口应设置车辆消毒池、覆盖全车的消毒设施以及人员消毒设施。场区内的区域按生物安全风险等级实施分区管理，办公区、生活区、生产区、粪污处理区、病死动物无害化（暂存）处理区应严格分开。生产区距离其他功能区50米以上或通过物理屏障有效隔离，生产区入口应设置人员消毒、淋浴、更衣设施。不同生物安全风险等级的区域之间应设立跨区通道，并配备相应的清洗消毒等生物安全防护设施设备。散养户周围应建有围墙、网围栏等物理屏障，并实行人畜分离。

（2）健全生物安全管理体系和制度　按照防疫要求对畜群开展健康状况分析、疫病监测、废弃物处理及风险评估，严格执行各项生物安全措施。加强车辆、人员、饲料、饲草、兽药和其他投入品入场管理，制定科学合理的卫生防疫制度和布病防控应急预案，规模养殖场（户）应设立配套兽医室，配备与生产规模相适应的动物防疫技术人员，中小养殖场（户）可委托兽医社会化服务组织、乡村兽医等提供技术服务。

8. 做好人员防护

工作中应注意个人卫生，勤洗手消毒，禁止吸烟、吃零食，合理佩戴防护用品。工作完成后，先用消毒水洗手，再用肥皂和清水冲洗。工作场地应及时清扫消毒。皮肤、手臂如有刮伤、破损，要及时冲洗消毒、包扎。入职前要体检，必要时留存本底血清，上岗前开展职业防护教育。每年要定期进行健康检查，发现患有布病的应调离岗位，及时治疗。

（1）饲养饲喂人员　进入圈舍须佩戴口罩、穿戴工作服、胶鞋、手套等防护用品，防止吸入含菌灰尘，避免直接接触病畜及其排泄物、分泌物。进行消毒的工作人员必须做好个人防护，佩戴齐全护目镜、口罩、手套等防护用品。

（2）产房工作人员　处理难产、流产和病畜的排泄物、分泌物、胎盘、死胎及接生过程，须穿防护服、戴手套和护目镜，禁止赤手接产及直接接触流产胎儿等。工作结束后应及时洗手、洗脸，工作场地要及时清扫、消毒，对使用的防护装备也要进行消毒。

（3）配种、剪毛、挤奶等人员　工作时必须穿工作服和工作鞋，戴好乳胶手套、口罩、帽子，工作结束后必须洗手，注意个人卫生。工作场所如有定向气流，人应该选择在上风向工作。

（4）从事实验室检测人员　按照相应生物安全级别的实验室防护要求，佩戴人员防护用品，执行各项消毒规定。

（5）动物疫病防治人员　在开展免疫、采样、保定、扑杀、无害化处理等工作时应佩戴口罩、乳胶手套（长臂乳胶手套）、防护帽、护目镜、防护服、防水长筒胶靴等人员防护用品。工作结束后对全身进行消毒，对一次性防护用品进行无害化处理，重复使用的防护用品做彻底消毒处理。

9. 强化宣传教育

（1）加强健康教育　加强对职业人群的健康教育。对养殖场（户）相关人员，挤奶、接产、诊疗人员，屠宰和畜产品加工人员，实验室诊断检测人员等高危职业人员进行防控知识宣传，养殖场（户）落实防疫主体责任，相关从业者严格执行个人防护制度，采取防护措施，避免人员感染。

（2）加强宣传培训　① 加强防治技术培训。加强布病防疫人员技术培训，基层防疫人员应熟练掌握采血、免疫、消毒、检测、个人防护等防治技术要点，指导养殖场（户）做好各项防控工作。

② 推广健康养殖行为。倡导人畜分居，不要在居室内饲养家畜，不用人用碗盆喂养家畜，不与牛犊和羊羔玩耍。开展人居环境整治，提升散养户院落整洁度，推行畜禽粪便、病死动物集中存放、集中处理，引导开展规范化、标准化家庭养殖，减少环境污染和疫病传播风险。

③ 培养健康习惯。培养健康饮食习惯和良好个人卫生习惯，不吃不清洁的食物，饭前洗手，不喝生水。家庭用的菜刀、案板，要生熟分开；切生肉的刀、案板，要用热水消毒，避免污染其他餐具。倡导不食用病死家畜肉、不喝未经加热煮沸的鲜奶、不吃生肉等健康饮食习惯，不购买、出售、食用现挤的牛羊奶。

10. 人间布病监测

（1）病例监测　① 从业人员自我监测。从业人员如有持续数日的发热（包括低热）、乏力、多汗、关节和肌肉疼痛等表现，应怀疑是否得布病，及时就医，并告知医生有病畜或者疑似病畜接触史。若确诊为布病，应按医嘱规范、足疗程服药，按时复查，在医生判断治愈后方可停药、避免慢性化危害。确诊布病后，应提醒有病畜或疑似病畜接触史的家人、亲友和同事，如有上述布病可疑症状及时就诊；配合疾控机构完成个案流行病学调查。

② 医疗卫生机构诊断与报告。各级各类医疗卫生机构、疾病预防控制机构按照我国《布鲁氏菌病诊断标准》对病例进行诊断，发现病例（包括疑似病例、临床病例和实验室确诊病例）后，应当于24小时内进行网络直报。

③ 疾控机构开展个案流调。县（区）级疾病预防控制机构，在接到辖区内的病例报告后，要在24小时内完成报告卡审核，对临床诊断病例和确诊病例进行个案流行病学调查，按照我国人群布病监测方案要求填写《布病病例个案调查表》，主要调查感染来源，发现暴发线索，尤其食源性暴发，及时调查处置。

④ 突发公共卫生事件信息报告。饲养场、家畜集散市场、屠宰加工厂等单位和各级各类医疗卫生机构发现人群布病暴发疫情或其他突发公共卫生事件信息时，应按规定及时向当地县（区）级疾病预防控制机构报告。

（2）监测点强化监测　疾病预防控制机构按照《全国布鲁氏菌病监测工作方案》要求，在监测点强化人群布病监测，并开展重点职业人群血清学监测、病原学监测和畜间疫情收集工作。

第三节　牛结核病

牛结核病是由结核分枝杆菌引起的一种严重威胁人类健康和畜牧业健康发展的人畜共患慢性传染病，以组织器官的结核结节性肉芽肿和干酪样、钙化的坏死病灶为特征，奶牛最易感，水牛、黄牛、牦牛、鹿等多种动物也易感。WHO于1993年宣布"全球结核病紧急状态",确定每年3月24日为"世界防治结核病日"。WOAH将该病列为必须报告的疫病,是《全国畜间人兽共患病防治规划(2022—2030年)》确定须重点防治的畜间人兽共患病之一,我国农业农村部将其列为二类动物疫病。WHO在《2020年全球结核病报告》中指出,2019年全球估算新发结核病患者996万例,新发患者数居前3位的是印度(264万例)、印度尼西亚(84.5万例)和中国(83.3万例)。我国5%~10%的人患结核病是由牛结核分枝杆菌引起的,所以WHO专家委员会指出:除非消灭牛结核病,否则人结核病是不会彻底得到控制的。

一、诊断方法

(一)病原

对人、畜有致病力的结核分枝杆菌主要有牛型、人型和禽型3种类型,引起牛结核病的病原主要是牛结核分枝杆菌;人型、禽型也可引起本病。结核分枝杆菌菌体长1.5~5微米、宽0.2~0.5微米,不同类型的结核分枝杆菌形态略有差异,人型结核分枝杆菌较直或微弯,细长,棍棒状,多呈单独或平行相聚排列,间有分枝状排列;牛型结核分枝杆菌比人型稍短粗,着色不均匀;禽型结核分枝杆菌短而小,呈多形性。

结核分枝杆菌无芽孢、鞭毛和荚膜,也无运动性;为严格的需氧菌,革兰氏染色阳性,但不易着色;生长最适pH值为:牛型结核分枝杆菌5.9~6.9、人型结核分枝杆菌7.4~8.0、禽型结核分枝杆菌7.2;最适生长温度37~38℃。

结核分枝杆菌的细胞壁中含有丰富的蜡质成分,对外界有很强的抵抗力,自然环境中生存能力较强,耐干燥、耐湿冷。在干燥的痰中能存活10个月,在土壤、粪便中可存活5~7个月,在常水中可存活5个月,在奶中可存活90天。但对直射阳光和湿热的抵抗力较差,直射阳光下数小时死亡,在60℃ 30分钟、70℃ 10~15分钟、100℃水中立即死亡。常规消毒剂如5%来苏儿、3%~5%福尔马林、70%酒精、10%漂白粉溶液等均对其有可靠的消杀作用。对常规抗菌药物,如链霉素、异烟肼、对氨基水杨酸、环丝氨酸等敏感，但对青霉素、磺胺类药物及其他广谱抗生素不敏感。

（二）流行特点

结核分枝杆菌可感染人及多种家畜、家禽，家畜中以牛，尤其是奶牛最易感，水牛易感性也很高，黄牛和牦牛次之。患病动物，尤其是开放性结核病动物，结核分枝杆菌广泛存在于机体各个器官的病灶内，是主要的传染源。牛结核分枝杆菌可通过消化道、呼吸道，由粪便、乳汁、尿、痰等扩散，污染周围环境和水源，流入土地，通过呼吸、吮乳等途径被人和动物吸入而感染。农村散养牛以散发为主，规模化养牛以区域性发病多见。

本病一年四季均可发生。一般说来，舍饲的牛因通风差，牛之间可相互接触，因而更容易发病，且传播速度更快。牛舍过度拥挤、阴暗潮湿、污秽不洁；役牛过度使役、奶牛过度挤乳；饲料营养缺乏维生素和矿物质，饲养条件不良等，可促进本病的发生和传播。

（三）临床症状

本病的潜伏期一般为 20~45 天，有的可长达数月甚至数年。临床呈慢性经过，病程长，症状多不明显，主要表现为体表淋巴结尤其是头部和胸部淋巴结肿大、营养不良、渐进性消瘦等，役牛劳动能力下降，奶牛泌乳能力降低。因发病部位不同，临床上有多种类型，分别表现发病器官受损的相应临床症状。奶牛感染结核病后主要表现肺结核、乳腺结核、淋巴结核、肠结核，偶尔出现生殖器结核、脑结核、全身结核。其中，肺结核最常见。

1. 肺结核

肺结核是牛结核病最常见的临床类型。发病初期病牛易疲劳，出现短促的干咳，以后逐渐加重并变成湿咳；清晨、饮水后咳嗽加重，呼吸增数，鼻孔流出淡黄色黏液或脓性鼻液；肺区听诊为啰音，胸膜结核时有摩擦音，叩诊为浊音；在进行性（病情仍在继续发展）病例中，肩前淋巴结、颌下淋巴结、咽部及颈部淋巴结等多处淋巴结肿大，可导致空气流通受阻，食道或血管堵塞，有时，头、颈部淋巴结肿大后可出现破溃和淋巴液外渗；病牛食欲减退，渐进性消瘦、贫血,产奶量下降。病牛在感染后期极度消瘦,出现急性呼吸窘迫。

2. 乳腺结核

牛的乳腺结核常发生在后方乳腺区。发病初期,乳腺肿大,之后在后方乳腺区出现许多小结节,触摸无热无痛,有硬块;产奶量减少,严重者停止泌乳;乳汁稀薄如水,常混有浑浊的凝乳块和絮状物。

3. 肠结核

多见于犊牛。食欲不振,消化不良,便秘、腹泻交替发作;之后发展为顽固性下痢,便中带血或混有脓汁,腥臭,快速脱水、消瘦。

4. 神经结核

中枢神经系统受结核分枝杆菌侵害时,在脑和脑膜等处可发现粟粒状或干酪样结核而表现出神经症状,多呈癫痫样发作,转圈运动或运动障碍等。

5. 淋巴结核

可见于各型结核病的各个时期,体表淋巴结肿大明显,如咽喉淋巴结核肿大,可引起吞咽、嗳气障碍。

猪多表现为淋巴结结核,如颌下、咽、颈及肠系膜淋巴结肿大,高低不平,有的破溃排出脓块或干酪样物,常形成瘘管不易愈合,但很少出现临床症状。

人结核以肺结核为主,占结核病人的80%以上,其他结核大多源于肺结核,因此防控的重点应以肺结核为主。肺结核病程长,大多数病变可在病程发展的某个阶段吸收、消散或硬结钙化,只有少数病例因抵抗力弱或治疗不当,病变逐渐加重以至死亡。肺结核的典型症状是缓慢起病,病变范围小时多数人常无明显症状,少数人急剧发病,有中毒症状和呼吸道症状,也有些结核病被误诊为其他疾病而掩盖了结核病的症状。全身症状有全身不适,乏力,倦食,心悸,食欲不振,体重减轻,坚持日常工作困难。发烧多在下午和傍晚,早晨体温正常。病灶急剧进展或扩散时,可出现恶寒、高热(可达39~40℃),可呈稽留热或弛张热。盗汗多发生在重症患者,入睡或睡醒时全身出汗。患者亦有衰竭感。呼吸系统症状则有咳嗽、咯血痰或咯血、呼吸困难和胸痛等。

（四）**病理变化**

病畜的肉尸通常比较消瘦。器官或组织形成结核结节是结核病的特征病变。单个的结核结节其大小如帽针头至粟粒大，呈半透明灰白色圆形，随着病程发展，其中心区多陷于坏死，因而变成浑浊的微黄色干燥物。最后发生钙化。结核结节也可能继续增长变大，或几个相互融合成外形和大小不一的结核病变。这种增生型的结核结节多呈局灶性，但有时也表现为灰白色、多汁、半透明、软而韧的绒毛状肉芽组织的弥漫性增生，其间散布着黄色小结节，部分为坚硬的圆形构造，犹如葡萄状肉疣。随后在部分结节或肉疣的组织中也形成干酪样或灰浆状物质，此种现象多见于浆膜，称为"珍珠病"，对诊断有一定的价值。该病变可发生在任何器官和淋巴结，以牛的胸膜、支气管和纵隔淋巴结最为多见，消化器官的淋巴结、腹膜和肝也常发病。

1. 肺结核

常发生于胸腔器官，尤其是肺。肺粟粒性结核具有多数如粟粒大的小结节，呈黄白色、坚硬而透明。后期结节增大，并被覆纤维素性包膜。肺部病灶如与支气管连接，则有脓样内容物随痰液咳出，而病灶处留有空洞。肺结核结节的内容物也可形成黄色干酪样坏死物。

2. 胸、腹膜结核

胸、腹膜的浆膜上常出现特殊的结核性增殖，形成许多灰白色至粉红色且有光泽的坚硬结节，切面有干酪样或石灰样变性。珍珠样小结节常集合成丛，形似葡萄状或疣状团块。

3. 乳房结核

常见于乳房后部，一侧或两侧乳房增大；乳腺内有坚硬结节，含干酪样或钙化内容物。乳房上淋巴结肿大、硬化。

4. 肠结核

多见于小肠和盲肠，形成大小不一的外口狭窄内腔膨大的囊形溃疡，内有黏液脓状物，底部有细小的肉眼可见的小结节。

5. 淋巴结核

淋巴结肿大多汁，内含灰白色、半透明、结节状的结核灶及各种大小的干酪样变性和钙化灶。

猪结核病灶多见于头颈部淋巴结、肠系膜淋巴结和扁桃体。在颌下、咽、肠系膜淋巴结及扁桃体等发生结核病灶，表现干酪样坏死和钙化。

（五）实验室诊断

发现牛群中有咳嗽、渐进性消瘦、体表淋巴结慢性肿胀、慢性乳腺炎、顽固性下痢等临床表现时，应视为疑似病例，需结合流行病学特点等情况，进行必要的实验室检查。

1. 涂片染色镜检法

采集病牛的病灶（如肿胀的淋巴结）、排泄物（如尿、粪）及分泌物（如痰、乳），直接涂片或集菌处理后涂片，荧光抗酸染色法染色后镜检。如发现存在被染成红色的结核分枝杆菌（非结核分枝杆菌抗酸染色呈蓝色），即可确诊为阳性。这种检查结核分枝杆菌的方法敏感性较差，而且也很难将结核分枝杆菌同其他非典型结核分枝杆菌区别开来。现代临床诊断中较少应用。

2. 细菌分离培养法

应用 Lowenstesin-Jensen 培养基，或直接接种到琼脂培养基上。牛结核分枝杆菌一般在培养 3~6 周后出现生长物。根据其特征性的生长菌落和形态，可作出初步诊断，用 PCR 和分子分型技术可进行确诊。因结核分枝杆菌生长慢，耗费时间长，加上各种条件限制，检出率也较低，有 20% 左右的阳性病例检测失败，已很难满足现代临床诊断的需要，应用较少。

3. 结核菌素试验

提纯结核菌素皮内变态反应试验（结核菌素试验）是检测牛结核病的标准方法，也是 WOAH 推荐的国际贸易中指定的试验方法。

可疑病牛颈中部剪毛，卡尺测量皮肤厚度，消毒，皮内接种牛结核菌素纯化蛋白衍生物（PPD），72 小时后测量注射部位的肿胀（迟发性过敏）程度。接种时，可单独使用牛结核菌素，也可使用牛型结核菌素或禽型结核菌素进行比较试验,以提示被检疑似病牛是牛结核病还是非特异的迟发性超敏反应。具体方法如下。

疑似病牛保定好以后,在左侧颈中部上 1/3 处(3 月龄内犊牛在肩胛部)剪毛,直径 10 厘米左右;用游标卡尺连续测量术部皮褶厚度 3 次,取平均值;术部碘酊消毒,75% 酒精脱碘;用注射用水(或生理盐水)将提纯牛型结核菌素稀释成每毫升含 10 万单位,不论牛只大小,皮内注射 0.1 毫升。注射后 72 小时,观察局部有无热痛肿胀等炎性反应,并再次测量术部皮皱厚度平均值,计算皮厚差。

如局部有明显的炎性反应,皮厚差等于或大于 4 毫米,则为阳性反应;如局部炎性反应较轻,皮厚差在 2.1~3.9 毫米,则为疑似反应;如局部无炎性反应,皮厚差在 2 毫米以下,则为阴性反应。只要有一定炎性肿胀,即使皮厚差在 2 毫米以下者,仍应判为疑似病例。

凡被判为疑似反应的牛只,应立刻在颈部另一侧以同一批、同一剂量的提纯牛型结核菌素进行重复注射,再经 72 小时观察反应,如仍为疑似,则按阳性牛处置。

这种方法虽然操作过程简单,但敏感性较差,常出现假阳性和假阴性反应,因此在进行流行病学调查时不推荐使用此法。

4. γ 干扰素(IFN-γ)测定法

这是一种血液检测试验。该法通过测定全血培养系统中淋巴因子 IFN-γ 的释放,以间接检测牛结核病。IFN-γ 测定法已被用于检测牛、山羊等动物,可检出早期感染病例,虽敏感性高,但因操作复杂、费用高,通常仅作为辅助试验。

5. 聚合酶链式反应(PCR)

这是一种分子生物学检测方法,已被广泛用于疑似结核病人的痰液等临床病料的检测和动物结核病的诊断。

(六) **与牛放线菌病的鉴别诊断**

临床上,要注意牛结核病与牛放线菌病的鉴别诊断,二者鉴别诊断要点见表 2-2。

表 2-2　牛结核病与牛放线菌病鉴别诊断要点

鉴别内容	牛结核病	牛放线菌病
病原学	由牛分枝杆菌引起,属于结核杆菌属,革兰氏阳性抗酸菌。主要侵害肺部、淋巴结、乳房及肠道,形成结核结节和干酪样坏死灶	由放线菌属（如牛放线菌、林氏放线菌）引起,革兰氏阳性非抗酸菌。特征性病变为头颈部、颌下或舌部形成放线菌肿,脓液中可见硫黄样颗粒（菌芝）
临床症状	主要发病部位在肺部、淋巴结、乳房、肠道；典型症状为慢性咳嗽（带血丝）、呼吸急促、乳房硬结、乳量减少、消瘦、体表淋巴结肿大；全身症状有低热、食欲减退、渐进性消瘦	主要发病部位在头颈部、颌下、舌部、乳房或骨骼；典型症状为局部硬结或肿胀（如木舌）、破溃后流脓（含硫黄颗粒）、骨骼肥大伴骨质疏松；一般无全身症状,严重感染时可能出现吞咽或呼吸困难
诊断方法	结核菌素皮试（TST）,注射部位出现硬结直径≥2毫米为阳性；血清学检测如 ELISA 检测抗体或抗原；病理学组织切片中可见结核结节及抗酸染色阳性菌	脓液镜检,硫磺颗粒压片可见放射状菌丝；病灶组织切片显示化脓性肉芽肿,无抗酸染色阳性菌
传播途径	主要通过呼吸道、消化道传播,属人畜共患病	多为皮肤或黏膜损伤后感染（如被植物芒刺划伤）,无传染性
治疗与防控	扑杀阳性牛并严格消毒,抗菌治疗周期长	手术切除病灶结合碘化钾或抗生素治疗

二、防控措施

（一）疫情处置

1. 疫情报告

任何单位和个人发现疑似病牛,应当及时向当地动物卫生监督机构报告。动物卫生监督机构在接到疫情报告并经确认后,按《动物疫情报告管理办法》及有关规定及时上报。

2. 疫情处置

（1）疑似疫情的处置　当发现疑似疫情时,畜主应立即对疑似病牛进行隔离饲养,并限制其移动。当地动物卫生监督机构在接到疫情报告后,应及时安排专人抵达现场进行流行病学调查和相应临床症状检查,同时采集病料样品送实验室检查诊断,根据诊断结果采取相应措施。

(2) 确诊疫情的处置　① 划定疫点、疫区和受威胁区。把病牛所在的栋舍、户或其他有关屠宰场（点）、经营单位划定为疫点；把病牛所在的饲养场、自然村范围区域划定为疫区；与疫区相毗邻的饲养场、自然村的范围区域则要划定为受威胁区。

② 隔离、封锁。零星散发时，可采用圈养和固定草场放牧方式，对病牛的同群牛实施隔离。隔离所用的草场，要远离交通要道、居民点或人畜密集的地区，场地周围最好有自然屏障或人工栅栏。当一个自然村、饲养场结核病阳性率在3%以上或病牛10头以上时，应对疫区实施封锁，禁止病牛和疑似病牛、易感动物及其产品调出；对易感动物实行圈养或指定地点隔离饲养，役牛限制在疫区内使役、耕作。

③ 扑杀及无害化处理。对病牛全部进行扑杀；对病死和扑杀的病牛，按照《病害动物和病害动物产品生物安全处理规程》（GB 16548—2006）进行无害化处理。

(3) 紧急监测　疫区和受威胁区内的所有牛只，要进行紧急监测，紧急接种PPD进行皮内变态反应试验。

(4) 消毒　使用10%漂白粉、3%福尔马林、3%氢氧化钠、3%~5%来苏儿等消毒液，对病牛和阳性牛污染的场所、用具、物品等进行严格消毒。

(5) 解除封锁　当疫区内最后一头病牛及阳性牛被扑杀并经无害化处理后，继续监测45天以上，未见新发病例；对被污染的场所、用具等进行彻底消毒，经当地动物卫生监督机构检验合格后，可解除封锁。

(二) 防控措施

农业农村部发布的《全国畜间人兽共患病防治规划（2022—2030年）》对牛结核病防治目标是：到2025年，25%以上的规模奶牛养殖场达到净化或无疫标准；到2030年，50%以上的规模奶牛场养殖场户达到净化或无疫标准。为此，必须严格落实监测净化、检疫监管、无害化处理等综合防治措施。

(1) 监测净化　当前，规模化奶牛场对结核病的监测比较重视，但部分肉牛养殖场（户）却忽视了对该病的监测，或监测的积极性不高，或监测能力不足，尤其是在春、秋季节，可能会导致因阳性牛未被及时检出而出现结核病传播、扩散、伪阳性、假阴性状况的发生，给结核病的有效防控带来隐患。

建立健全并认真实施奶牛的防疫制度。各地动物防疫监督机构要不断强化和加大对牛结核病疫情的监测力度，加强对奶牛场结核病防治工作的指导和监督，及时准确把握当地养殖场、屠宰场、交易市场等场所的牛结核分枝杆菌分布和结核病疫情动态，在科学监测和评估结核病疫情风险的同时，及时发布预警信息，提高应对的时效性。

要逐步建立奶牛个体健康档案和追溯标识。规模化奶牛场要逐步完善奶牛的系谱、产奶等基础信息，饲料及饲料添加剂购买、饲喂信息、消毒信息、免疫和诊疗记录等内容为主的健康档案。对规模化奶牛场的每一头奶牛都要实行"一牛一标"的可追溯标识，发现感染奶牛要及时进行追踪溯源并持续跟踪监测。在此基础上，根据"一场一策"的要求，对规模化奶牛场实行分类指导，分别制定切实可行的净化计划和净化方案，统筹推进对结核病的防治工作。

在非结核病疫区，对结核病监测发现的阳性牛和临床发现的患病牛，发现一头淘汰一头，加速对牛场结核病的净化。

（2）加强防疫检疫和监管 疫区饲养的健康牛群，使用牛型提纯结核菌素对牛群检疫时，检出的阳性奶牛应立即隔离；结合临床检查情况，必要时进行细菌学检查，发现开放性结核病奶牛时，应立即进行扑杀。患有结核病的奶牛产下的犊牛，只吃3~5天的初乳，而后由检疫无结核病的健康奶牛代哺；犊牛在生长过程中，分别在满月龄、3~4月龄、6月龄各进行一次检疫，阳性者一律淘汰，3次检疫均为阴性且无结核病的可疑临床表现时，可混入假定健康牛群（污染牛群经结核变态反应为阴性的牛群）饲养。

假定健康牛群，第一年每隔3个月检疫1次，直至无阳性牛出现，如果在以后的1~1.5年内连续进行3次检疫均为阴性，则可以转为健康牛群。

引进的牛，必须进行产地检疫，并隔离观察1个月以上，再进行

1次检疫，确认健康后才能混群饲养。

各地动物卫生监督机构在强化奶牛的产地检疫和屠宰检疫的基础上，要逐步建立以实验室检测、动物卫生风险评估为依托的产地检疫机制，不断提升结核病的检疫科学化水平；同时，要严格执行《跨省调运乳用、种用动物产地检疫规程》，切实做好跨省调运奶牛的产地检疫和流通监管工作。

（3）重视生物安全措施　①隔离饲养。检出的疑似病牛应严格隔离饲养。对检出的疑似结核病牛，应在1个月后再进行复检，如仍为疑似，经25~30天后可再进行第3次检疫，再次被检为疑似时，可视疑似牛的饲养价值等情况酌情处理。

②有效消毒。轮换使用有效消毒剂，做好经常性的消毒工作，严防病原散播。粪便收集，集中进行生物热处理等无公害处理。

③应急处置。一旦发生疫情，要本着"早、快、严、小"的原则，立即按照相关的应急预案和防控技术规范及时处置。

第四节　狂犬病

狂犬病是由狂犬病病毒侵害中枢神经系统而引起的一种急性致死性人畜共患传染病，病死率高达100%。狂犬病病毒几乎能感染所有温血动物，野生动物是该病主要储存宿主和传播载体，家犬在传播病毒中起重要作用。我国将其列为二类动物疫病。

狂犬病在世界范围内流行，严重危害人民身体健康和公共卫生安全。全世界超过2/3的国家和地区曾报告发生人畜狂犬病疫情，每年因狂犬病致死的人数约6万人。WHO把每年的9月28日定为"世界狂犬病日"。我国狂犬病的流行历史较长，进入21世纪，狂犬病疫情呈现上升趋势。2023年，全国共报告人间狂犬病死亡病例127例。近年来，在各级政府领导下，农业农村部门与有关部门加强合作，加大犬免疫和监测工作力度，积极探索狂犬病综合防治试点模式，加强防控知识宣传和培训，防治工作取得了积极进展。但是由于全国养犬数量多、犬流动性大、注册管理率低,群众防疫意识薄弱等,狂犬病疫情仍较严重,防控任务依然艰巨。

一、诊断方法

(一) 病原

本病病原为狂犬病病毒,属于弹状病毒科、狂犬病病毒属。病毒颗粒呈子弹形,直径 20 纳米,平均长 170 纳米。单股 RNA,有囊膜。

病毒在动物体内主要存在于中枢神经组织、唾液腺内,在感染细胞内形成特异的胞质包涵体。病毒可在小白鼠、家兔、鸡胚等脑组织及地鼠和猪的肾细胞上生长。

狂犬病病毒仅有 1 种血清型,但其毒力可发生变异。自然病例分离出的病毒称为野毒株或"街毒",对人和动物致病力强。街毒通过兔脑连续传代后成为"固定毒",固定毒对兔的致病力强,对人和犬几乎无致病力,但仍保持良好的抗原性,因此可用来制备弱毒疫苗。

病毒能抵抗尸体的腐败作用,在自溶的脑组织中可存活 7~10 天,对紫外线和一般消毒剂敏感,不耐湿热。56℃经 15~30 分钟能使之灭活。但在 50% 甘油中可保数月至 1 年,在冷冻状态下可长期存活。

(二) 流行特点

几乎所有的温血动物都对本病易感,但自然界中的易感动物主要是犬科动物和猫科动物,以及翼手类和某些啮齿类动物,家畜中牛、羊、马、驴、骡、猪等均有易感性。人类对狂犬病病毒普遍易感,患者以农村的儿童、青壮年、兽医、饲养员和城镇的养犬、养猫者为多见。人被患病动物咬伤后并非全部发病,在未接种狂犬病疫苗的情况下,被病犬咬伤者的发病率为 15%~20%,被病犬咬伤后若能及时接种疫苗,其发病率可降至 0.15% 以下。人和动物发生本病后死亡率可达 100%。

病犬和带毒犬是本病的主要传染源,很多受感染的野生动物(如狐、狼、蝙蝠、野鼠、鼬鼠等)及家猫和家畜都可成为本病的传染源和病毒宿主，受病毒感染的野生动物可攻击人和家畜，病犬病畜又可成为人和其他动物的传染源。

本病主要以直接接触的方式传播，主要通过被患病动物咬伤或皮肤黏膜接触病毒而感染。病毒可存在于患病动物的唾液、血液、尿液及乳汁中。此外，也发现本病还可经呼吸道、消化道和胎盘感染。

本病全年均可发生，无明显季节性。但晚春至初秋发病较多，冬季发病较少，呈散发。

（三）临床诊断

狂犬病临床症状主要表现为狂躁不安、意识紊乱，死亡率可达100%。

1. 犬的临床症状

一般分为狂暴型和麻痹型两种类型。

狂暴型又可分为前驱期、兴奋期和麻痹期，整个病程为6~8天，个别可达10天。前驱期约为半天至2天。病犬精神沉郁，常躲在暗处，不愿和人接近或不听呼唤，强迫牵引则咬畜主；食欲反常，喜吃异物，喉头轻度麻痹，吞咽时颈部伸展；瞳孔散大，反射机能亢进，轻度刺激即兴奋，有时望空扑咬；性欲亢进，嗅舔自己或其他犬的性器官；唾液分泌逐渐增多，后躯软弱。兴奋期为2~4天，病犬高度兴奋，表现狂暴，常攻击人和其他动物。狂暴和沉郁交替出现，疲劳时卧地不动，不久又立起，表现出一种特殊的斜视惶恐表情。随病势发展，陷于意识障碍，反射紊乱，显著消瘦，吠声嘶哑，眼球凹陷，散瞳或缩瞳，下颌麻痹，流涎和夹尾等。麻痹期为1~2天。下颌下垂，舌脱出口外，流涎显著，后躯及四肢麻痹导致卧地不起，因呼吸中枢麻痹或衰竭而死。

麻痹型的兴奋期很短或只有轻微兴奋表现即转入麻痹期。表现喉头、下颌、后躯麻痹，流涎显著、吞咽困难和恐水等，经2~4天死亡。

2. 猫的临床症状

一般为狂暴型，症状与犬的相似，但病程较短，出现症状后2~4天死亡。发病时常蜷缩在阴暗处，受刺激后攻击其他动物和人。

3. 其他动物的临床症状

牛、羊、猪、马等动物发生狂犬病时，多表现为精神兴奋、性欲亢进、流涎和具有攻击性，最后麻痹衰竭而死。

人狂犬病潜伏期为10天至1年以上，一般为20~90天。前驱期病人焦躁不安，感觉异常，伤口部位麻木，有痒感、刺痛感。同时出现低热、头痛、乏力，咽喉有发紧感。随后进入兴奋期，对刺激敏感，怕声怕光，兴奋不安，口流涎液。病情不断加重，出现咽肌痉挛，吞咽困难，很多患者看到水或听到水声可诱发严重的咽喉肌肉痉挛，不敢饮水（恐水症）。呼吸肌痉挛，呼吸困难，并有全身抽搐。神志大多清醒，很少出现精神失常，咬人者少见。进入麻痹期后，患者逐渐安静，痉挛停止，出现肢体瘫痪，面部肌肉麻痹。终因呼吸和循环衰竭而死亡。病程1~20天。

（四）病理变化

尸体一般比较消瘦，血液凝固不良。口腔黏膜和舌黏膜多出现溃疡和糜烂。胃内常有异物，胃黏膜充血、出血或溃疡。

本病主要病变集中在中枢神经系统和外周神经系统。病理变化主要为急性弥漫性脑脊髓炎，脑膜多正常。脑实质和脊髓充血、水肿及少量出血。脊髓病变以下段较明显，是因病毒沿受伤部位转入神经，经背根节、脊髓入脑，故咬伤部位相应的背根节、脊髓段病变常很严重。延髓、海马、脑桥、小脑等处受损也较显著。

多数病例在肿胀或变性的神经细胞质中，可见到1至数个圆形或卵圆形、直径3~10微米的嗜酸性包涵体，即内基氏小体。常见于大脑海马回及小脑浦肯野组织的神经细胞中，偶亦见于大脑皮层的锥体细胞层、脊髓神经细胞、后角神经节、交感神经节等。内基小体为病毒集落部位，是本病特异且具有诊断价值的病变，但约20%的患者为阴性。

此外，唾液腺腺泡细胞、胃黏膜壁细胞、胰腺腺泡和上皮、肾小管上皮、肾上腺髓质细胞等可呈急性变性。

（五）实验室诊断

具有典型病程和症状的病人和病畜，结合被咬伤史即可初诊。但症状不典型或瘫痪型的病例往往被误诊。对可疑病犬应立即隔离观察或扑杀,根据实验室诊断确诊从而尽快使被咬伤者得到确诊和进行必要的治疗。病人和病畜生前或死后,选用下述实验室检查方法确诊。

1. 免疫荧光试验

按《狂犬病诊断技术》(GB/T 18639—2023)执行。

2. 小鼠和细胞培养物感染试验

按《狂犬病诊断技术》(GB/T 18639—2023)执行。

3. 反转录-聚合酶链式反应或荧光定量聚合酶链式反应

结果判定如下。

(1) 疑似患病动物　被发病动物咬伤或符合上述临床特征的动物判定为疑似患病动物;反转录-聚合酶链式反应结果呈阳性的动物,判定为疑似患病动物。

(2) 患病动物　① 免疫荧光试验或小鼠和细胞培养物感染试验呈阳性结果,判定为患病动物。

② 被发病动物咬伤或符合上述临床特征的疑似患病动物,同时反转录-聚合酶链式反应或荧光定量聚合酶链式反应结果呈阳性,判定为患病动物。

二、防控技术

(一) 免疫预防

捕杀野犬,对警犬、家犬及实验用犬应进行登记,做好预防接种。对患病动物、可疑动物和被狂犬咬伤的家畜应立即扑杀,无害处理。同时应加强国境检疫。

对特殊职业的人(如兽医、养犬者等)和家犬、家猫进行定期预防接种,是防控本病的重要措施。人常用的狂犬病疫苗是组织培养疫苗,如地鼠肾疫苗、胎牛肾疫苗、鸡胚细胞疫苗及人二倍体细胞疫苗等。其中地鼠肾疫苗、人二倍体细胞疫苗免疫效果好,且副作用很小。动物常用的疫苗是弱毒 Flury 株疫苗和 Era 株疫苗。尤其 Flury HEP 株(高鸡胚传代株)适用于各种动物,且副作用小。Era 株疫苗可混于食饵中口服,常用于野生动物免疫。地鼠肾疫苗和人二倍体细胞疫苗，对动物也有很好的免疫效果。狂犬病亚单位疫苗、基因工程重组疫苗已研制成功，也可用于人和动物的免疫接种。

对犬实施免疫时，各地要根据流行状况和养犬情况，制定实施本辖区的免疫方案，并做好免疫效果评价。狂犬病疫情较重或持续发生的地区，力争将狂犬病列为地方强制免疫病种。各级畜牧兽医主管部门依托基层畜牧兽医站或动物诊疗机构等单位设立动物狂犬病免疫接种点，提供免疫技术指导和服务，并向社会公布。对免疫后的犬，按要求建立犬免疫档案、发放免疫证明。

（二）监测和流行病学调查

持续开展疫情监测和流行病学调查工作，及时准确掌握病原分布和疫情动态，科学评估疫情传播风险。县级动物疫病预防控制机构以抗体水平监测为主，地市级和省级动物疫病预防控制机构以病原学监测为主，开展局部地区的流行病学调查和风险评估；狂犬病参考实验室开展疫情确诊、疫情高发省份持续监测以及野生动物流行病学调查。

各级畜牧兽医主管部门接到人间病例通报后，应及时组织开展传染源追溯性调查和监测等工作。

（三）疫情报告和诊断

所有单位和个人发现疑似患病动物、被疑似患病动物咬（抓）伤的动物，应该立即向当地畜牧兽医主管部门、动物卫生监督机构或者动物疫病预防控制机构报告，并配合做好隔离、消毒、紧急免疫等防治措施。

各级动物疫病预防控制机构按照《狂犬病防治技术规范》规定进行诊断，并将病料送参考实验室进行病原确诊和分析跟踪。

（四）检疫监管

各地动物卫生监督机构要强化犬的产地检疫。逐步建立起以实验室检测和动物卫生风险评估为依托的产地检疫机制，不断提升检疫科学化水平。强化犬移动监管，规范跨省移动电子出证，实现检疫数据互联互通。

（五）疫情处置

对疑似患病动物、被疑似患病动物咬（抓）伤的动物，畜牧兽医主管部门要配合相关部门对动物进行隔离观察、限制移动，并采样送检、诊断。当发生狂犬病疫情时，按照《狂犬病防治技术规范》的要求对疫点、疫区的易感动物进行紧急强化免疫，指导和协助相关部门开展扑杀、消毒等疫情处置工作。

对人采取对症处理和治疗，对动物一般采取扑杀后无害化处理。若有人被疑似狂犬病的家畜（尤其犬、猫）或野生动物咬伤后，应立即进行彻底的伤口清洗和消毒处理，常用15%肥皂水冲洗和浸泡伤口，再涂75%的乙醇，然后用碳酸氢钠冲洗。这一措施对于该病的防治尤为重要。之后要尽快采取紧急预防与特异性免疫治疗，注射狂犬病疫苗，并同时注射特异性抗体制剂，本法有良好的防治效果。若已发生狂犬病，应立即进行支持疗法和对症治疗，必要时可使用特异性血清治疗。

（六）宣传教育和人员防护

各级畜牧兽医主管部门要充分利用各种媒体平台普及狂犬病防治知识，提高公众对狂犬病危害的认识，增强群众自我防护意识。特别要加强对养犬者的宣传教育，强化其责任意识，引导养犬者履行动物防疫义务。组织对狂犬病防治工作人员进行法律法规、人员防护和防治技术培训，为防控工作人员提供必要的个人防护用品。

第五节　炭疽

炭疽是由炭疽芽孢杆菌引起的一种急性、热性、败血性人畜共患传染病。世界动物卫生组织将其列为必须报告的动物疫病，我国将其列为二类动物疫病。

一、诊断方法

（一）病原

炭疽芽孢杆菌习惯上称炭疽杆菌，为革兰氏染色阳性粗大杆菌，(1~1.2)微米×(3~5)微米。濒死动物的血液中常有大量细菌存在。在动物体内，菌体单个或成双排列，有荚膜。在人工培养基上的菌体粗大，形成长链，菌体连接处有明显的空隙，状如竹节。在有充足的氧气和适当的温度时，该菌能形成椭圆形的中央或稍偏的芽孢，小于菌体宽度。芽孢一旦发育成熟，菌体随即消失，形成游离的孢子。在适宜的温度下，芽孢发育成有生命力的繁殖体。

炭疽芽孢杆菌为需氧性芽孢杆菌。在普通营养琼脂及血液琼脂培养基上生长良好。菌落2~6毫米大而扁平，色灰白，不透明，无光泽，边缘不整齐，表面粗糙如卷发状，一般不溶血。在血清琼脂培养基上可形成荚膜。明胶培养基上呈倒立杉树状生长。在含有青霉素（0.5单位/毫升）的特殊培养基上培养时，炭疽芽孢杆菌发生形态变异，形成大而均匀的圆球形并相连如串珠状。

本菌能分解葡萄糖、麦芽糖和蔗糖，产酸不产气，能缓慢液化明胶。不分解乳糖、甘露醇，不产生靛基质及硫化氢。

菌体的抵抗力不强，加热至60℃经30~60分钟、75℃经5~15分钟均可死亡。一般浓度的常用消毒药都可在短时间内将其杀死。但是芽孢的抵抗力很强，室温干燥环境可存活几十年。芽孢对碘液、过氧乙酸及福尔马林敏感，1:2 500碘液10分钟、10%福尔马林15分钟即可破坏芽孢。现场消毒常用20%漂白粉、0.5%过氧乙酸。来苏儿、石炭酸和乙醇的杀灭作用较差。

炭疽芽孢杆菌暴露在空气中时可很快形成芽孢，可以长久地保持生命力。在毛皮、牧草或土壤中存活数年甚至几十年后，一旦遇到适宜条件，就能引起人、畜感染发病。

（二）流行特点

病畜是本病的主要传染源。濒死病畜及死畜的各器官、组织及血液中都含有大量的炭疽芽孢杆菌。可通过粪、尿、唾液及天然孔出血等方式排菌,当尸体处理不当会形成大量芽孢,污染土壤、水源、牧地等,可形成长久的疫源地。

本病主要经消化道感染,动物常因采食被污染的饲料、饮水而感染;其次是由带菌的吸血昆虫叮咬,通过皮肤而感染。此外,还可由吸入带有炭疽芽孢的灰尘,经呼吸道感染发病。该病呈散发,但有时可呈地方流行性,多发生于炎热多雨季节。干旱或多雨、洪水积涝;吸血昆虫多都可促进本病暴发。例如干旱季节,地面草短,放牧时牧畜容易接触受污染的土壤;河水干涸,牲畜饮用污染的河底浊水或大雨后洪水泛滥,易使沉积在土壤中的炭疽芽孢泛起,并随水流扩大污染范围。此外,从疫区输入病畜产品,如骨粉、皮革、羊毛等,也常引起本病暴发。

在自然条件下,草食动物最易感,以绵羊、山羊、马、牛易感性最强,骆驼和水牛及野生草食动物次之。猪的易感性较低,犬、猫、狐狸等肉食动物很少见,家禽几乎不感染,许多野生动物也可感染发病,实验动物中以豚鼠、小鼠、家兔较敏感,大鼠易感性较差,人对炭疽普遍易感,但主要发生在那些与动物及畜产品接触机会较多的人员。人常常是通过直接或间接接触患炭疽的动物而感染发病,吸入带有芽孢的尘埃、进食病畜肉类、使用含有芽孢的皮革、毛刷等也可发生感染。细菌可经皮肤、黏膜、消化道、呼吸道等途径传入机体,由于人群个体抵抗力的不同和传播途径不一,可产生不同的临床表现,而肺炭疽或肠炭疽在各种年龄人群都有易感性,但多见于畜产品加工厂工人、屠宰工、饲养员及兽医工作者。

(三) 临床症状与病理变化

本病的潜伏期为20天。

1. 动物炭疽病典型症状

本病主要呈急性经过,多以突然死亡、天然孔出血、尸僵不全为特征。

牛:体温升高常达41℃以上,可视黏膜呈暗紫色,心动过速、呼吸困难。呈慢性经过的病牛,在颈、胸前、肩胛、腹下或外阴部常见水肿;皮肤病灶温度增高,坚硬,有压痛,也可发生坏死,有时形成溃疡；颈部水肿常与咽炎和喉头水肿相伴发生，致使呼吸困难加重。急性病例一般经24~36小时后死亡，亚急性病例一般经2~5天后死亡。

马：体温升高，腹下、乳房、肩及咽喉部常见水肿。舌炭疽多见呼吸困难、发绀；肠炭疽腹痛明显。急性病例一般经24~36小时后死亡，有炭疽痈时，病程可达3~8天。

羊：多表现为最急性（猝死）病症，摇摆、磨牙、抽搐、挣扎、突然倒毙，有的可见从天然孔流出带气泡的黑红色血液。病程稍长者也只持续数小时后死亡。

猪：多为局限性变化，呈慢性经过，临床症状不明显，常在宰后见病变。

犬和其他肉食动物临床症状不明显。

死亡患病动物可视黏膜发绀、出血。血液呈暗紫红色，凝固不良，黏稠似煤焦油状。皮下、肌间、咽喉等部位有浆液性渗出及出血。淋巴结肿大、充血，切面潮红。脾脏高度肿胀，达正常数倍，脾髓呈黑紫色。

严禁在非生物安全条件下进行疑似患病动物、患病动物的尸体剖检。

2. 人炭疽病症状

人感染炭疽杆菌后，潜伏期一般12小时至12天，平均2~5天。临床上分为皮肤型、肺型和肠型3种。

皮肤型炭疽最为多见约占98%。露出部位如面颊、颈部、肩、手等常被累及。感染处出现红斑和肿胀，继而出现无痛水疱，或出血性水疱，周围组织发生水肿。第3~4天中心区有出血和坏死，水肿区扩大，随后坏死区破裂成溃疡，并结成稍呈凹陷的暗红色或黑色焦痂，直径1~6厘米不等，水肿区可达5~20厘米。以后水肿消退，干痂脱落，留下肉芽创面，经1~2周后愈合。病人除皮肤病变外，全身症状明显，出现发热、局部淋巴结肿大、压痛和头痛等症状。

肺型炭疽常常是由于吸入了炭疽芽孢所致（多见于皮毛加工人员）。发病急，病程短。主要表现高热、恶寒、咳嗽、胸痛、呼吸困难，血样痰，可视黏膜呈紫色，迅速出现呼吸衰竭、意识丧失，最后因虚脱而死亡。

肠型炭疽主要是吞食了未煮熟的病畜肉类而感染发病。其主要症状体温升高，持续呕吐，腹痛，严重腹泻或排血样稀便，腹膜炎，血样腹水。

皮肤型炭疽、肺型炭疽和肠型炭疽都可因病菌进入血液而产生败血症，继发肺炎和脑膜炎时，症状就非常严重。表现高热、谵妄、严重呕吐、发抖、可视黏膜发绀，最后虚脱，体温和血压迅速下降而死亡。死亡率较高。

(四) 实验室诊断

实验室病原学诊断必须在相应级别的生物安全实验室进行。

1. 病原鉴定

(1) 样品采集、包装与运输　按照 NY/T 561 条款 2.1.2、4.1、5.1 执行。

(2) 病原学诊断　炭疽的病原分离及鉴定（见 NY/T 561）。

2. 血清学诊断

炭疽沉淀反应（见 NY/T 561）。

3. 分子生物学诊断

聚合酶链式反应。

二、防控措施

(一) 畜间疫情监测排查

(1) 开展炭疽疫情监测排查，重点监测疫源地和其他高风险区的家畜，及时发现和处置异常情况，排除疫情隐患。

(2) 对炭疽新老疫区的牛羊养殖、交易、屠宰、无害化处理等场所开展全面排查；对牲畜交易、屠宰等重点场所进行巡查。

(3) 降水较多的地区，要加大排查力度和频次，必要时对重点疫区开展环境监测。

(4) 严格按照《动物炭疽诊断技术》（NY/T 561）要求对病死畜采样送检，坚决防止疫情扩散蔓延。

(二) 畜间疫情报告

(1) 从事动物疫病监测、检测、检验检疫、研究与诊疗以及动物饲养、屠宰、经营、隔离、运输等活动的单位和个人，发现动物感染炭疽或者疑似感染炭疽，应立即向所在地农业农村主管部门或者动物疫病预防控制机构报告。

(2) 有关单位接到疫情报告后应按照农业农村部动物疫情报告管理的相关规定认定和上报疫情，如符合快报情形的按照快报规定进行报告。

(三) 畜间免疫接种

(1) 根据疫情动态和风险评估结果制定重点地区免疫计划，适时开展家畜免疫。开展炭疽免疫接种情况核查，确保易感家畜处于有效免疫保护状态。对疫区内的所有易感动物进行紧急免疫接种。

(2) 使用符合国家质量标准的炭疽疫苗，并按免疫程序进行接种，建立免疫档案。

(3) 怀孕的动物或者 2~3 周要屠宰的动物不适合接种疫苗，动物接种疫苗前以及接种后 1~2 周不得使用抗生素。奶牛接种疫苗后 1~2 周的产奶不能食用，煮沸处理后可用作肥料或其他工业用途。

(4) 疫苗接种后剩余的空瓶、使用的注射器和容器等须经高压灭菌后处理或彻底焚烧处理，严控生物安全风险。

(四) 消毒灭源

(1) 对新老疫区进行经常性消毒，加强养殖环境、畜禽圈舍、污染饲草饲料等消毒灭源工作，及时彻底消除疫情隐患。

(2) 雨季开展重点消毒，扎实做好养殖、运输、屠宰、无害化处理等各环节全链条全方位清洗消毒。

(3) 对病死动物和被扑杀动物及其产品（包括肉、脏器、生皮、原毛、血液、精液和奶等）、排泄物、可能被污染的饲料垫料、污水等严格按照《炭疽防治技术规范》相关要求进行消毒。

(五) 病死畜无害化处理

(1) 严格做好病死畜无害化处理，防止污染水源和环境。会同有关部门，及时开展巡查和排查，收集因灾因病死亡的动物尸体，严格按照《病死及病害动物无害化处理技术规范》要求，做好无害化处理。

（2）对炭疽确诊病例，严格按照《炭疽防治技术规范》进行无血扑杀和无害化处理，原则上就地焚烧；确须移动，应将死亡动物天然孔塞紧后，严格包裹，以防扩大污染地区。动物尸体焚烧按照《疫源地消毒总则》（GB 19193）有关措施执行，不得对尸体直接进行掩埋处置。无害化处理时，避免使用生石灰。

（六）规范处置畜间疫情

（1）按照《炭疽防治技术规范》要求，严格落实无血扑杀、无害化处理、消毒、紧急免疫、关闭易感动物交易市场等措施，及时规范处置疫情。

（2）炭疽病死动物等掩埋点应设立永久性警示标志，禁止在周边放牧，防止家畜饮用野外低洼地蓄积的雨水。

（3）做好疫情追踪溯源，采集患病动物放牧、饮水场所的土壤、水源和饲料等环境样本，进行炭疽芽孢杆菌鉴定，查找疫情源头。

（七）检疫监管

（1）严格按照《动物检疫管理办法》和产地检疫、屠宰检疫规程做好动物产地检疫和屠宰检疫工作，检出炭疽阳性动物时，按《炭疽防治技术规范》要求处理。

（2）加强运输环节和屠宰环节检疫监管，严格查验动物检疫合格证明和运载车辆备案情况，防止染疫或疑似染疫的家畜进入流通环节。

（3）严格执行不准宰杀、不准食用、不准出售、不准转运病（淹）死动物，对死亡动物进行无害化处理的"四不准一处理"措施。

（八）人员防护

（1）动物防疫、检疫、实验室检测和饲养场、屠宰场、畜产品及皮张加工企业工作人员应注意个人防护。

（2）疑似炭疽病料标本的涂片、染色和镜检，以及灭活材料的PCR试验和沉淀试验操作应在BSL-2实验室进行。病原分离培养操作应在 BSL-3 实验室进行。实验室操作人员按照相应生物安全级别实验要求开展个人防护，长期从事炭疽诊断的专业人员建议接种炭疽疫苗。

（3）参与疫情处置的有关人员，应穿防护服和胶靴，戴口罩、手套、护目镜，采取有效的卫生防护、医疗保健措施，做好自身防护。处置完毕后，应及时对个人及环境进行消毒，接受健康检查，出现不良症状时及时就医。

（九）人间炭疽疫情报告

（1）病例报告。各级各类医疗机构、疾病预防控制机构、卫生检疫机构发现肺炭疽病例（包括疑似、临床诊断或实验室确诊）后，应在诊断后 2 小时内进行网络直报；其他类型的炭疽病例应在诊断后 24 小时内进行网络直报。

（2）突发公共卫生事件报告。炭疽疫情达到突发公共卫生事件级别时，应按规定进行突发公共卫生事件信息报告。

（十）人间炭疽疫情处置

（1）做好流行病学调查，疾病预防控制机构接到炭疽病例报告后，应立即进行疫情核实和个案调查，主要内容包括病例基本情况、症状及体征、实验室检测结果、接触或暴露史、可能的感染来源及方式、可疑污染的环境等，填写个案调查表，并调查病例的共同暴露人群和接触者，开展病例搜索。同时收集当地人口资料、患者及居民居住环境、自然景观、气象资料等；了解疫点所在地既往疫情和流行强度；收集当地动物养殖、屠宰、销售、发病、死亡及死亡动物处置等信息。根据收集到的信息进行风险评估，指导疫情处理。涉及畜间疫情时，应将相关信息通报农业农村、市场监管、公安等部门，联合相关部门进行规范处置。

（2）做好病例诊断、隔离和治疗，医疗机构或疾病预防控制机构应尽可能在抗生素治疗前采集病例的相应标本并进行检测。医疗机构按照《炭疽诊断》标准进行病例诊断，在报告病例的同时应隔离患者，避免远距离运送。皮肤炭疽病例原则上隔离至创口痊愈、痂皮脱落为止，如临床症状消失，皮损全部结痂硬结，周围皮肤无红肿，可出院居家隔离。其他类型病例应待症状消失、分泌物或排泄物培养两次阴性后出院。青霉素类、喹诺酮类、四环素类、氨基糖苷类、碳青霉烯类等多种抗生素治疗炭疽有效，参照炭疽诊疗方案进行规范抗生素治疗，同时应建立有效的支持疗法。

（3）做好个体防护，参加标本采集、尸体处理、环境消杀、实验室检测的人员采取传染病二级防护措施，使用医用防护口罩、医用乳胶手套、工作帽、医用防护服或隔离衣、防护鞋（套），必要时佩戴防护眼罩或面罩。标本检测须在生物安全二级或以上实验室中进行。

（4）做好接触者管理，肺炭疽患者的密切接触者，应在隔离条件下接受医学观察14天，可居家或集中隔离。其他类型炭疽病例的密切接触者不需要隔离，只须进行医学观察。对曾暴露于病例同一感染来源的人员，应医学观察14天。对患者的共同暴露人员和密切接触者可进行预防服药，首选环丙沙星或多西环素，替代选择左氧氟沙星、莫西沙星、克林霉素、阿莫西林、青霉素V钾等。

（5）做好消毒，患者个人物品做好消毒处理，医疗废弃物按规定集中处理。炭疽患者死亡，尸体以浸透消毒剂的床单包裹后火化。隔离病房常规消毒，病人出院或死亡，应进行终末消毒。对可疑污染环境的无害化处理参照《炭疽防治技术规范》。

（十一）健康教育和能力培训

（1）对养殖、屠宰加工等相关行业从业人员、消费者，重点宣传病死、死因不明、来源不清动物的潜在危害和相关处理规定，引导消费者购买和食用检疫合格的动物及动物产品，发现牲畜异常死亡要及时报告。

（2）炭疽新老疫区和高风险地区要加强疫病流行特点、临床特征、危害等知识宣传，教育易感人群做好日常防护，不要在疫点、疫区、江河流域、洪水侵袭过的草场牧地等炭疽芽孢污染高风险区域放牧、割草，增强群众疫病防控意识和自我保护意识。

（3）加强对基层动物防疫人员动物炭疽临床症状、诊断监测、疫情处置、无害化处理、人员防护等防治知识培训，提高"早发现、快反应、严处置"的能力和水平。

（4）加强对基层医疗机构医务人员炭疽诊疗知识培训，提高诊断意识和诊治能力，做到早诊断、早治疗、早报告。提高基层疾控机构疫情处置能力，加强监测，及时发现并规范处置疫情，降低扩散风险。

（十二）联防联控

（1）各级动物疫病预防控制机构和疾病预防控制机构建立炭疽联防联控机制，第一时间相互通报疫情信息，定期会商疫情形势。

（2）根据防控工作实际需要，联合处置疫情和开展流行病学调查，联合开展炭疽防治知识宣传教育，重点指导高危人群做好个人防护、及时就诊、正确处理病畜及其产品。

（3）密切配合当地宣传部门做好媒体风险沟通，避免群众恐慌，加强防护意识，减少舆情风险。

第六节 棘球蚴病（包虫病）

棘球蚴病又称包虫病，是由棘球属绦虫的中绦期幼虫棘球蚴寄生于绵羊、山羊和牛等家畜的肝脏、肺脏和心脏等组织中所引起的一种严重的人畜共患寄生虫病。人和各种野生的啮齿类动物也可感染。WOAH定为必须通报的动物疫病之一，被中国列为二类动物疫病。

棘球蚴病呈全球性分布，几乎在所有大洲都有病例报道。已发现的高度流行区域主要是欧亚大陆（如地中海地区、俄罗斯和邻近的国家）、非洲（北部和东部地区）、澳大利亚和南美洲的部分地区。我国是棘球蚴病高度流行区，在全国有25个省（区、市）流行人体棘球蚴病，年手术病例2 000余例，患者几十万人，病畜高达5 000万头（只），每年新发病畜（羊、牛）700余万头（只），年直接经济损失超过30亿元。

一、诊断方法

(一) 病原

该病病原是棘球属绦虫的幼虫-棘球蚴，分类上属于带科、棘球属。棘球属绦虫种类较多。公认的棘球属绦虫有5个种：细粒棘球绦虫、多房棘球绦虫、石渠棘球绦虫、少节棘球绦虫、福氏棘球绦虫。在我国以细粒棘球绦虫为多见。

细粒棘球绦虫很小，仅长2~7毫米，由1个头节和3~4个节片组成。虫体除头节、颈节外，有幼节、成节和孕节各1节。头节呈圆形，有4个吸盘和1个顶突。顶突上有36~40个钩，排成两圈。成节内有一套生殖器官，雌雄同体，睾丸数35~55个，分布于节片中部的前方和后方。生殖孔位于体侧中央或中央偏后，孕节的子宫侧枝为12~15对，其内充满虫卵，为400~800个或更多。

细粒棘球蚴常为球形单个大囊泡，但具体形状取决于所寄生的脏器，直径从几毫米到数十厘米，囊内呈透明或微浑浊的水样液体。囊壁分两层，外层是角质层，为厚而完整的板层状角质膜组成，内层向囊内长出许多头节样的原头蚴，原头蚴可生成空泡，长大后形成生发囊，该囊连接在母囊壁上，也常有脱落悬浮于棘球液中，生发囊可转化为子囊，子囊还可产生孙囊。子囊、孙囊都可产生原头蚴。

细粒棘球绦虫卵呈椭圆形，大小为（32~36）微米×（25~30）微米。虫卵内含六钩蚴，六钩蚴外腹为一层具有辐射状纹理的外膜，六钩蚴大小为20~25微米。虫卵对外界环境的抵抗力较强，可耐低温和高温，对化学物质亦有相当的抵抗力，但直射阳光易使之致死。

犬、狼、狐等肉食动物是细粒棘球绦虫的终末宿主。寄生于小肠内的成虫，孕节或虫卵随粪便排出体外，水源、饲料、牧草、圈舍被污染，中间宿主牛、羊等动物及人吞食虫卵后而感染，虫卵进入小肠内孵出六钩蚴，并钻入肠壁，随血液循环至肝脏、肺脏及其他组织、器官寄生。含有棘球蚴的动物内脏被犬等肉食动物食入后，囊内的原头蚴进入宿主的小肠经48~61天发育为成虫，此时在宿主粪便中可查到虫卵。

棘球蚴的致病作用包括以下三个方面。

1. 机械压迫作用

其严重程度主要取决于棘球蚴寄生的部位、数量、大小及机体的反应性。在棘球蚴体积不大时，宿主无任何感觉，继续长大时可压迫组织，引起组织萎缩、坏死或功能障碍。

2. 毒素作用

棘球蚴囊液中含有毒蛋白，囊体破裂后可引起宿主过敏反应，如呼吸困难、体温升高、腹泻、休克甚至死亡。

3. 棘球蚴的作用

若棘球蚴囊壁破损或手术不慎使囊液流出，囊液中的原头蚴、子囊、育囊等进入体腔或血液循环系统，并到达其他组织发育成新的棘球蚴。

（二）流行特点

棘球蚴病流行于中国西部及东北广大农牧区，其中青海、新疆、宁夏、甘肃、四川、内蒙古和西藏等7省（自治区）最为严重。棘球绦虫需要两个宿主（中间宿主和终末宿主）才能完成生活史。对于中间宿主，羊是细粒棘球蚴的最易感动物，牛次之；田鼠是多房棘球蚴常见、易感的动物；高原鼠兔是石渠棘球蚴常见、易感的动物。对于终末宿主，犬、狐狸、狼是细粒棘球绦虫感染常见动物，狐狸和犬是多房棘球绦虫感染常见动物，藏狐是石渠棘球绦虫感染常见动物。

寄生部位：幼虫，即细粒棘球蚴多寄生于肝，其次为肺；多房棘球蚴多寄生于肝脏；石渠棘球蚴多寄生于肺。成虫，即棘球绦虫均寄生于犬科动物的小肠。

在流行区，中间宿主（牛、羊等）与终末宿主（犬、狼、狐狸等）有接触史，终末宿主（犬、狼、狐狸等）吞食过带有棘球蚴包囊的脏器是该病传播流行的主要途径。

（三）临床诊断

细粒棘球蚴寄生于羊肝脏严重时，腹部明显膨大，叩触有浊音，触诊和按压肝区时出现疼痛。寄生于羊肺部时咳嗽，咳后长久卧地不起。

细粒棘球蚴寄生于牛肝脏严重时，营养失调，反刍无力，消瘦，右腹部显著增大，触诊和按压检查时有疼痛感，叩诊有半浊音往往超过季肋。寄生于牛肺部严重时，呼吸困难和有微弱的咳嗽；听诊时在不同部位有局限性的半浊音灶，在病灶处肺泡呼吸音减弱或消失。

棘球蚴对人的危害明显，多以慢性消耗为主，可能出现明显的肝功能障碍和呼吸系统功能障碍，往往使患者丧失劳动能力，常需要手术治疗。

（四）病理组织学诊断

1. 剖检

细粒棘球蚴寄生于绵羊和牦牛肝脏时，肝肿大，色暗紫红；寄生于肺时，肺明显肿大，周边有肉样实质性病变。寄生部位有大小不等的灰白色、半透明的包囊组织，其中突出于脏器表面的包囊呈乳白色、平整光滑、不透明状。

多房棘球蚴多寄生于田鼠，也可寄生于高原鼠兔；石渠棘球蚴主要寄生于高原鼠兔，也可寄生于田鼠，目前，未发现寄生于家畜或人。多房棘球蚴寄生于青海田鼠和石渠棘球蚴寄生于较大的包囊切开后，囊液略带黄色、透明，包组织与肝、肺交界处可见乳白色包囊壁，无血管结构，囊壁分两层，其中外侧一层为角质层，内侧一层为生发层。抽取囊液，沉淀物在光学显微镜下检测，发现沉淀物中存在两头节。

2. 病理组织学变化

（1）肝细粒棘球蚴病病理变化　显微镜下观察，羊肝细粒棘球蚴包囊外层（外囊）呈典型的特殊肉芽肿病变，由纤维组织和上皮样细胞构成，结构致密、无血管。内囊呈乳白色、半透明、表面平滑、有光泽的球形包囊；棘球蚴囊壁分两层，外层是不含细胞结构的角质层，内层是生发层（胚层）。在生发层的内面长出很多细小颗粒状的育囊（原头蚴）及雏囊（子囊），故名细粒棘球蚴。角质层由生发层细胞的分泌物形成，板层样结构，富含糖原，PAS（过碘酸希夫）染色反应阳性，即红染，这是棘球蚴病的示病性特征。包囊周围肝细胞受压迫而发生萎缩；肝间质结缔组织大量增生，将肝小叶分割，形成假小叶，小胆管显著增生。肝细胞呈明显的水泡变性，细胞肿胀。有些部位的肝细胞消失，取而代之的是一些均质、淡红染的浆液、纤维素性渗出物，渗出物中可见大量以嗜酸性粒细胞为主的炎性细胞浸润、充血、出血。

（2）肺细粒棘球蚴病病理变化　棘球蚴包囊内充满囊液，有时有原头蚴。包囊的囊壁内侧为均质红染的板层结构，板层结构外侧为普通肉芽组织；有的包囊囊壁由上皮样细胞和成纤维细胞构成，未见均质红染的板层结构（PAS阴性）。部分肺间质增生、伴随大量淋巴细胞浸润，发生炎症反应；包囊外侧肺泡腔受压迫呈裂隙状；肺泡壁高度增生，小血管充血，有大量淋巴细胞与嗜酸性粒细胞浸润。外囊壁包含肺组织和小气管。

（五）结果判定

（1）绵羊、山羊、牦牛等出现上述临床症状，并有上述流行病学史时可判定为棘球蚴病疑似病例。

（2）该病生前诊断比较困难。在剖检或病理学检查时发现被检样本中有棘球蚴包囊、囊壁（板层结构）、PAS阳性反应、囊液或/和原头蚴，即可确诊为棘球蚴病病例。

（六）免疫学诊断

1. 皮内试验（IDT）

皮内试验诊断包虫病操作简单，敏感性高且易于现场应用。提取新鲜囊液，无菌过滤后在羊尾下无毛处和颈部分别进行皮内注射（0.2毫升/只），同时，在相邻部位皮内注射等量生理盐水作为对照，10分钟后观察注射部位，注射生理盐水处无变化，注射囊液处出现红斑、肿胀，水肿直径达0.5厘米以上的判为阳性，反之则判为阴性。但此技术抗原标准化难度较大、特异性较差。假阳性多见于癌症、结核、肾病和蠕虫病（尤其是各种绦虫/绦虫蚴病），且IDT可使部分患者发生过敏反应。

2. 间接血凝试验（IHA）

IHA 诊断棘球蚴病的敏感性和特异性较为理想。该技术是以戊二醛醛化红细胞，再经鞣酸鞣化，用棘球蚴囊液抗原（SHF）致敏红细胞后作 IHA 检测，具有简便、快速、敏感性高等优点。

IHA 的改进措施主要包括：制备冻干的致敏红细胞和热稳定蛋白抗原，使其与新鲜血球具有相同的敏感性和特异性。制备包虫 IHAT 冻干抗原和包虫囊壁冰冻切片抗原，该抗原在-20℃可分别保存 2 年和 3 个月。

3. 酶联免疫吸附试验（ELISA）

因包囊寄生部位不同，ELISA 方法的敏感性在 36%~90%波动，特异性在 65%~96%波动；该法检测肝包虫病，其敏感性高于肺包虫病。包囊大小不同其敏感性也有所变化。包囊大于 15 厘米时其敏感性为 69.7%，包囊小于 15 厘米时为 78.7%。因检测样品来源不同，其检测结果也有明显的差异。有人采集包虫病人血清、唾液、尿液作 ELISA 检测，结果显示，血清、唾液、尿液的敏感性分别是 72%、56%和 84%，所有样品的特异性均为 76%，且尿检与唾液检测有显著差异。

4. 斑点酶联免疫吸附试验（Dot-ELISA）

应用该方法进行棘球蚴病诊断时，以硝酸纤维素膜代替聚丙烯板作为反应载体，通过加样抽滤使抗原均匀牢固吸附于硝酸纤维膜上，简化包被抗原过程，缩短酶标二抗与抗原抗体结合物反应的时间，也可用白色聚乙烯（PVC）或聚偏氟乙烯（PVDF）代替硝酸纤维素膜，减少血清稀释误差，且洗涤方便、快速。

5. 间接酶联免疫吸附试验

间接 ELISA 技术利用酶标记的二抗与已与棘球蚴抗原结合的一抗相结合，具有很强的诊断价值。

6. 免疫胶体金技术

胶体金作为标记物具有操作简单、省事、无毒、无致癌性物质、无须昂贵仪器等特点。斑点金免疫渗滤试验（DIGFA）以微孔滤膜为固相载体，抗原与抗体在膜上结合，渗滤浓缩促进反应，再以胶体金作为指示剂直观显色。

（七）鉴别诊断

本病与羊结核病类似。病羊营养不良，消瘦，肺部感染时有明显的咳嗽。

但羊结核病病羊流脓性鼻液；当乳房被感染时，乳房硬化，乳房淋巴结肿大；当患肠结核时，病羊有持续性消化机能障碍，便秘，腹泻或轻度胀气。剖检可在肺脏、肝脏和其他器官及浆膜上有特异性结核结节和干酪样坏死灶。

二、防控措施

国家卫生健康委员会、农业农村部、国家林草局联合印发的《包虫病防治技术方案（2019版）》中指出，包虫病防治坚持预防为主、防治结合、因地制宜、分类指导的工作原则，采取"以控制传染源为主、中间宿主防控与病人查治相结合"的综合防治策略。

（一）流行区分类

依据人群患病率和犬感染率，以县为单位，将包虫病流行县分为以下4类。

Ⅰ类县：人群患病率≥1%，或犬感染率≥5%；

Ⅱ类县：0.1%≤人群患病率<1%，或1%≤犬感染率<5%；

Ⅲ类县：0<人群患病率<0.1%，或0<犬感染率<1%；

Ⅳ类县：曾有本地感染包虫病病例报告，但近3年未发现本地感染新病人，且无感染犬存在。

以2012—2015年全国包虫病流行病学调查结果为依据（西藏为2016年调查结果），将全国370个包虫病流行县进行了分类。

（二）传染源控制

1. 犬只管理和驱虫

（1）家犬登记管理　按照各流行县包虫病防治职责分工，责任部门或机构负责为辖区内所有家犬建立驱虫登记卡，并每年更新；定期组织对辖区内所有家犬驱虫。

（2）染疫和疑似染疫无主犬管理　采取多种措施捕杀染疫和疑

似染疫的无主犬，控制无主犬数量。以行政村为单位定期对无主犬进行驱虫。

（3）犬驱虫方法　采用吡喹酮对3月龄以上的所有犬进行药物驱虫。体重小于5千克的犬每次给药50毫克；体重5～15千克的犬每次给药200毫克；体重大于15千克的犬每次给药400毫克。将药物包被在犬能够吞食的饵料中，给犬喂食。确认犬吞服后在犬驱虫登记卡上记录。各地可根据当地情况设立驱虫日，以便统一驱虫。

（4）投药频率与间隔　西藏、青海、四川和甘肃4个省份的Ⅰ类、Ⅱ类和Ⅲ类县，每犬每月定期驱虫1次。其他省份的Ⅰ类、Ⅱ类县，每犬每月定期驱虫1次，Ⅲ类县每犬每季度驱虫1次。所有Ⅳ类县每犬每半年驱虫1次。

（5）驱虫后的犬粪处理　驱虫后5天内，收集犬粪进行无害化处理（高温高压、深埋或焚烧），防止棘球绦虫卵污染环境。

（6）禁止犬只跨区域无序转运　严禁未经检疫犬只无序异地转运，防止染疫犬跨区域传播包虫病。

2. 野外犬科动物驱虫

在Ⅰ类县有野外犬科动物（流浪犬、狐狸和狼）粪样较多的野外区域，投放饵料包被的药物（每份含吡喹酮100毫克）。每季度投放1次。每县投放20个区域；每个区域投放10份，间隔500米投放1份。投药时，应当避免投放到啮齿类动物较多的区域；同时，通过适宜方式告知群众和儿童，避免误食。

在投放区域，采集野外犬科动物粪样进行感染检测。

（三）中间宿主控制

1. 家畜屠宰管理

（1）集中屠宰场的管理　各流行县的屠宰场应当制订屠宰家畜内脏包虫病检疫制度；按照农业农村部《病死及病害动物无害化处理技术规范》要求，动检部门对发现的病变脏器实施无害化处理，严禁出售。严禁在屠宰场内养犬，防止犬进入屠宰场。

（2）家庭和个体屠宰的管理　在尚不具备定点屠宰条件的地区，教育群众不用家畜脏器喂犬，并做好病变脏器无害化处理。

要求群众发现病变脏器后，实施冷冻（24 小时以上）或者煮沸（切碎至 5 厘米以下，煮沸 30 分钟以上）、焚烧、深埋（填土 50 厘米以上）等无害化处理。

2. 家畜免疫

Ⅰ类、Ⅱ类县，每年对当年新生存栏羊进行疫苗接种，对免疫羊每年进行 1 次强制免疫。

3. 鼠类控制

泡型包虫病流行地区，在牧民定居点及外周 1 千米半径内实施灭鼠并恢复草地植被，控制鼠类密度。

(四) 畜间包虫病治疗

1. 药物治疗

常用的药物有阿苯达唑和吡喹酮。这些药物可以通过口服的方式给予，能够有效杀死包虫囊内的幼虫，从而减轻病情。

2. 手术治疗

对于严重的包虫病，手术治疗是必要的。手术可以彻底清除包虫囊，防止病情进一步恶化。手术过程中需要注意避免包虫囊破裂，以免幼虫扩散到其他部位。

第七节　日本血吸虫病

日本血吸虫病是由日本血吸虫寄生于人或哺乳动物引起的一种人畜共患的寄生虫病，也称日本分体吸虫病。农业农村部将其列为二类动物疫病，国家卫生健康委员会将其列为乙类人群传染病。

一、诊断方法

(一) 病原

本病的病原为日本分体吸虫，也称日本血吸虫。日本分体吸虫属于分体科分体属。日本分体吸虫雌雄异体，寄生时呈雌雄合抱状态。虫体呈长圆柱状，外观线状。体表有细棘。口、腹吸盘各 1 个。口吸盘在体前端。腹吸盘较大,具有粗而短的柄,距口吸盘近。缺咽。食道长,两旁有食道腺。肠管分支,至虫体后 1/3 处联合为单盲管。

雄虫呈乳白色,粗短,体长 9.5~22 毫米。自腹吸盘后方至虫体后端,体两侧向腹面卷起形成抱雌沟。睾丸为 6~8 个,多为 7 个,呈线状排列。生殖孔位于腹吸盘的后方。雌虫呈暗褐色,体形细长,长 12~26 毫米。卵巢呈椭圆形,位于虫体中部偏后两肠管之间。卵膜位于卵巢前方。子宫前行达于腹吸盘后方,内含虫卵。卵黄腺呈分枝状,位于虫体后 1/4 部。雌虫常位于雄虫的抱雌沟内,成对寄生。

虫卵呈椭圆形,大小为(70~100)微米×(50~65)微米,淡黄色,卵壳较薄,无卵盖,侧方有一小刺,内含毛蚴。

日本分体吸虫生活史需要中间宿主,在我国为湖北钉螺。成虫寄生于门静脉和肠系膜静脉内。虫卵产于小静脉中,一条雌虫每天可以产虫卵 1 000 个左右。产出的虫卵一部分随血流进入其他脏器,不能排出体外,沉积在局部组织中,特别是肝脏中;另一部分沉积在肠壁小静脉中并形成结节。初产出的虫卵内含 1 个受精卵细胞及约 20 个卵黄细胞,经约 11 天发育为成熟虫卵,内含一个毛蚴。卵内毛蚴分泌溶细胞物质,导致肠黏膜坏死、破溃,虫卵随破溃组织进入肠腔,随粪便排至外界。不能随粪便排出体外的虫卵在宿主组织内的寿命大概只有 20~21 天,逐渐变性死亡。排至外界环境中的成熟虫卵有较强的抵抗力,28℃经 12 天,仍有 3.2%的虫卵生存,8℃经 120 天,77%的虫卵可以存活。温度升高或降低可以促进虫卵死亡。一些化学药品(如碳酸氢铵、生石灰等)可以迅速杀灭虫卵。虫卵在水中于适宜的条件下孵出毛蚴。如温度在 25~30℃,pH 值 7.4~7.8 时,经几个小时即可孵出毛蚴。毛蚴呈梨形,平均大小为 90 微米×35 微米,周身披有纤毛,在水中活泼游动,遇到钉螺,即借助头腺分泌物的溶蛋白酶作用,进入钉螺体内,继续发育。如果毛蚴未遇到钉螺,一般在孵出后 1~2 天自行死亡。

毛蚴进入钉螺体内进行无性繁殖。脱去纤毛,形成母胞蚴,5 周后,母胞蚴内形成长条形的子胞蚴。子胞蚴内进一步形成尾蚴,尾蚴成熟后离开子胞蚴,逸出螺体。一个毛蚴在钉螺体内经无性繁殖后,可以形成数万条尾蚴。毛蚴在钉螺体内发育成尾蚴所需要的时间与温度有密切关系，如在25~30℃时，经3个月后大部分螺体内已有成熟尾蚴。尾蚴在外界环境中的存活时间也与温度有密切关系，27℃时最长可以存活48小时。游于水中的尾蚴，遇到终末宿主即经皮肤进入其体内。终末宿主在饮水或吃草时吞食尾蚴可经口腔黏膜感染，也可经胎盘感染。尾蚴侵入终末宿主皮肤，变为童虫，经小血管或淋巴管随血流经右心、肺、体循环到达肠系膜小静脉寄生，发育为成虫。尾蚴自侵入至发育为成虫产卵所需的时间因动物种类不同而有差异，人体内一般为24天。日本分体吸虫成虫在宿主体内一般存活3~5年，人体内为4.5年，在黄牛体内能存活10年以上。

（二）流行特点

血吸虫病的易感动物有40种之多，除人以外，有8种家畜和30多种野生动物。家畜包括黄牛、水牛、羊、猫、猪、犬及马属动物等，野生动物包括家鼠、褐家鼠、田鼠、松鼠、貉、狐、野猪、刺猬、金钱豹等。耕牛和褐家鼠的感染率为最高。黄牛的感染率和感染强度一般均高于水牛。黄牛年龄越大，阳性率也越高；水牛的感染率随着年龄的增长有降低的趋势，水牛还有自愈现象。

人、畜和野生动物等终末宿主因排出日本分体吸虫虫卵而成为传染源，其中以人、牛、羊、猪、犬及野鼠为主要传染源。游于水中的尾蚴，遇到终末宿主即经皮肤进入其体内。终末宿主在饮水或吃草时吞食尾蚴可经口腔黏膜感染。孕妇或妊娠母畜也可经胎盘感染胎儿。

本病流行需要3个主要条件，即虫卵能落入水中并孵出毛蚴，有适宜的钉螺供毛蚴寄生发育，尾蚴能遇上并钻入终末宿主体内发育。

在我国，日本分体吸虫的唯一中间宿主是湖北钉螺。国内调查资料显示，凡是有血吸虫病流行的地方，必定有钉螺的滋生。钉螺是一种小型螺，能适应水、陆两种环境生活。气候温和、土壤肥沃、阴暗潮湿、杂草丛生的地方是其良好的滋生地，以腐败的植物为食物。钉螺的寿命一般为1~2年。钉螺主要在春季产卵，螺卵分布于近水线的潮湿泥面上，并在水中和潮湿的泥面上孵化。在自然界，幼螺出现的高峰时间多在温暖多雨的4—6月。

日本分体吸虫一年四季均可感染，但以春夏季感染机会最多，冬季感染机会较少。各年龄组群的人均可感染日本分体吸虫，但有差异。成人与疫水接触机会多，感染率较高。性别对血吸虫病感染并无影响。长期在水上活动的渔民、船民感染率最高。

（三） 临床症状

人感染日本分体吸虫后，临床症状根据患者的感染程度、免疫状态、营养状况、治疗是否及时等因素不同而异。一般分为急性、慢性和晚期3种。

急性血吸虫病常发生于对日本分体吸虫感染无免疫力的初次感染者，但少数慢性甚至晚期患者在大量尾蚴侵入后亦可发生。潜伏期长短不一，大多数患者于感染后5~8周出现症状。少数病例潜伏期短于25天，最短者为14天。患者均有明显的疫水接触史。接触疫水后不久，尾蚴侵入皮肤，患者局部出现丘疹或荨麻疹，称尾蚴性皮炎。数小时至2~3天后丘疹、痒感消失。当雌虫开始大量产卵时，少数患者出现以发热为主的急性变态反应性症状，常在接触疫水后1~2个月出现，除发热外，伴有腹痛、腹泻、肝脾肿大及嗜酸性粒细胞增多，粪便检查血吸虫卵或毛蚴孵化结果阳性。然后病情逐步转向慢性。

慢性血吸虫病在流行区，90%的病人为慢性血吸虫病，此时，多数患者无明显症状和不适，也可能不定期处于亚临床状态，表现腹泻、粪中带有黏液及脓血、肝脾肿大、贫血和消瘦等。一般在感染后5年左右，部分重感染患者开始发生晚期病变。

晚期血吸虫病可分为巨脾、腹水及侏儒3型。一个病人可兼有两种或两种以上表现。在临床上常见是以肝脾肿大、腹水、门脉高压，以及因侧支循环形成所致的食管下端及胃底静脉曲张为主的综合征。可并发上消化道出血、肝性昏迷等严重症状而致死，儿童和青少年如感染严重，使垂体前叶功能减退，可影响生长发育和生殖而致侏儒症。因肝纤维化病变在晚期常是不可逆的，并且对治疗反应甚差，晚期血吸虫病病人较难以治愈。

家畜感染日本分体吸虫后，临床表现与家畜种类、年龄大小、感染轻重、免疫状态以及饲养管理有密切关系。一般黄牛的症状较水牛明显，犊牛的症状较成年牛明显。黄牛或水牛犊牛大量感染日本分体吸虫尾蚴时，常呈现急性经过，首先是食量减少、精神萎靡、行动迟缓，甚至呆立不动。体温升高，呈不规则间歇热，继而消化不良，腹泻或便血，消瘦，发育迟缓，贫血，严重时全身衰竭而死。若有较好的饲养管理条件，病畜可逐渐转为慢性，但可反复发作。母牛则不孕或发生流产。胎儿期感染日本分体吸虫的犊牛，症状尤为明显。多于分娩后不久死亡。其中存活的犊牛，生长发育障碍，成为侏儒牛。

家畜少量感染日本分体吸虫时，一般不出现明显症状，但能排出虫卵，传播疾病。

（四）病理变化

血吸虫病的基本病变是出现由虫卵沉着在组织中所引起的虫卵结节。虫卵结节分急性和慢性两种。急性由成熟活虫卵引起，结节中央为虫卵，周围聚积大量嗜酸性粒细胞，并有坏死，称为嗜酸性脓肿。脓肿外围有新生肉芽组织与各种细胞浸润。急性虫卵结节形成10天左右，卵内毛蚴死亡，虫卵破裂或钙化，围绕类上皮细胞、异物巨细胞和淋巴细胞，以后肉芽组织长入结节内部，并逐渐被类上皮细胞所代替，形成慢性虫卵结节，最后结节发生纤维化。

病变主要出现于肠道、肝脏、脾脏等脏器。异位寄生者可以引起肺、脑等其他器官以肉芽肿为主的相应病变。

（五）实验室诊断

人血吸虫病的诊断应根据流行病学资料、临床症状、免疫学检查和病原学检查等综合进行。目前有关家畜血吸虫病的诊断，推荐方法为病原学诊断（粪便毛蚴孵化法）和血清学诊断（间接血凝试验）。

1. 粪便毛蚴孵化法

清晨从家畜直肠中采取粪样或采取新排出的粪便，淘洗后直接镜检粪便沉渣或进行毛蚴孵化，发现虫卵或毛蚴即可确诊。检查时所用水的pH值6.8~7.2，无水虫和化学物质污染（包括氯气）。采粪宜于春秋两季进行，其次是夏季，不宜于冬季。

2. 间接血凝试验

被检血清 10 倍和 20 倍稀释孔出现（+）以上凝集现象时，判为阳性。

二、防控措施

（一）防治措施

实施农业工程灭螺（水改旱、水旱轮作、沟渠硬化、养殖灭螺）和家畜传染源管理（家畜圈养、以机代牛、建沼气池、家畜查治）等农业血防重点项目、保护水源及安全放牧，切断血吸虫病传播途径，预防和控制血吸虫病。

在疫区进行病原学或血清学方法查病，或采用血清学方法筛查，对查出的阳性畜再用病原学方法确诊，查出的病畜采用吡喹酮进行治疗或对所有接触疫水的家畜实施普治。做好病畜治疗记录并整理成册，归档备查。

（二）公共卫生与人员防护

在血防重疫区有螺地带，加强警戒标志，杜绝放牧家畜和人员接触疫水，如果非要接触，必须做好人员防护。

人只要接触疫水就可能感染血吸虫，继而发病。接触疫水的次数越多，感染血吸虫的可能性也就越大。在血吸虫病疫区从事生产劳动的农民、渔民、船民等人群更容易感染。近年来，有从疫区流向非疫区，从非疫区流向疫区，或从一个疫区流向另一个疫区的人群，上述人员出现皮疹、发热、腹痛、腹泻、乏力、肝脏不适等症状时应主动接受检查。少年儿童、家庭妇女要远离疫水。从事生产活动的农民朋友要穿戴防护器具及使用防护药物；要穿高筒胶鞋或防护服，戴手套；凡接触疫水的部位均要涂遍防护药物。目前使用较多的防护药剂主要有：防护油膏、皮避敌、防蚴霜、防蚴笔等。目前口服的药物有吡喹酮、青蒿琥酯或蒿甲醚，可杀死进入体内的血吸虫童虫，预防效果较好。做好粪便处理工作，防止粪便污染水源，杀灭粪便中的血吸虫卵。

第八节　马鼻疽

马鼻疽是由鼻疽伯克霍尔德氏菌（简称鼻疽伯氏菌）引起的马属动物发生的传染性致死性疫病。以病畜的上呼吸道、肺和皮肤发生溃疡性结节为特征。我国农业农村部将其列为二类动物疫病。

鼻疽是已知最古老的疫病之一，曾在全球范围内广泛传播。近年来，北美洲、澳大利亚、欧洲通过实施法定检测、扑杀感染动物、进口限制等措施，已消灭了该病。目前只有亚洲、非洲、中东以及南美洲的部分地区有感染病例报告。

我国早在东晋时期葛洪所著的《肘后备急方》一书中就有该病的记载。新中国成立后，马鼻疽曾在21个省（区、市）流行，发病范围涉及1 034个县，给我国农牧业生产造成重大损失，严重危害人民群众的身体健康。1958年，国务院成立全国马鼻疽防治委员会，各地也相应成立马鼻疽防治工作领导机构。由此，马鼻疽防控工作在全国普遍开展。1981年，全国农业工作会议提出全国控制和基本消灭马鼻疽的目标。2012年，国务院办公厅发布《国家中长期动物疫病防治规划（2012—2020）年》提出全国消灭马鼻疽目标，消灭马鼻疽各项工作全面启动。2006年以来，全国再未发现马鼻疽监测阳性畜。

一、诊断方法

（一）病原

马鼻疽菌曾被称为鼻疽假单胞菌，可归为斐弗菌属、吕弗勒菌属、鼻疽杆菌属或放线杆菌属。1992年归到伯克霍尔德氏菌属。马鼻疽伯氏菌对外界抵抗力不强，在直射阳光下24小时可被灭活；在污染的环境中可能存活6周至数月；在自来水中至少可存活1个月。马鼻疽伯氏菌在潮湿的环境中容易存活。

鼻疽伯氏菌主要存在于细胞外，可被亚甲蓝或革兰氏染色剂染色，为中间直而两端钝圆的革兰氏阴性菌，长2～5微米，宽0.3～0.8微米，内含大小不同的颗粒状内容物。在光学显微镜下，着色不均匀，无明显荚膜，不形成芽孢。电镜下可见荚膜样被膜。不同于假单胞菌群中其他细菌及与其关系密切的类鼻疽伯氏菌，鼻疽伯氏菌没有菌毛，不能运动。在组织切片中可形成串珠状，但不易观察。在培养基中，形态随培养物的培养时间长短和培养基的类型不同而发生变化。本菌在老龄培养物中常具多形性，在肉汤培养物表面形成丝状分枝。

马鼻疽伯氏菌为需氧菌，仅在有硝酸盐时兼性厌氧，最适宜在37℃条件下生长。普通培养基上生长良好，但比较缓慢，推荐培养时间为72小时。在培养基中加入甘油有利于本菌生长，在甘油琼脂培养基上培养几天后，生长物融合成片，稍带奶油色、光滑、湿润且黏稠。继续培养后，生长物增厚，变成暗棕色且比较粗糙。本菌在甘油马铃薯琼脂和甘油肉汤中生长也较好，表面形成黏性菌膜。在普通营养琼脂上生长不佳，在明胶上生长较差。在无菌条件下如从样品中不能分离到本菌，一般是由其他细菌过度生长所致。

马鼻疽伯氏菌在体外培养后某些特征可能发生变化，应用新鲜分离物做生化鉴定。阳性生化反应包括还原硝酸盐、精氨酸双水解酶阳性、葡萄糖、N-乙酰半乳糖氨酶、葡萄糖酸盐同化。不同分离株的阿拉伯糖、果糖、甘露糖、甘露醇、己二酸、苹果酸、柠檬酸三钠、苯乙酸的同化反应和VP反应有差异。本菌不产生吲哚，不溶解马血，不产生可扩散性色素。

（二）流行特点

马、骡、驴是唯一的自然宿主。骆驼、熊、狼和犬也易感。肉食动物可因食用感染动物而感染。牛和猪有抵抗力。与病马接触，小型反刍动物也可能发生感染。

临床感染和亚临床感染动物是传染源。亚临床感染动物持续不断排菌污染食物和水槽，疫病传播风险更大。马鼻疽通常通过直接接触、吸入或摄入污染的饲料、饮水、共用器具（如马具）而感染。也有从母马垂直传播马鼻疽的报道。在群体密度大、马匹接触机会多的情况下容易传播。马鼻疽多呈散发或地方性流行。在新发地区,多为急性经过,呈暴发性流行;在常发地区多为慢性经过,呈缓慢、持续性传播。本病的发生没有明显的季节性,一年四季都可发生。

马鼻疽是马属动物发生的高度接触性传染病,感染马匹多呈慢性经过,可存活几年,其间可持续或间断排菌,成为传染源。鼻疽可通过直接接触患病动物或感染/污染物质而传播给人。人感染鼻疽,如果没有及时治疗,3周之内的死亡率可达95%。由于马鼻疽对人的致死性和高度传染性,马鼻疽也被认为是潜在的生物武器。

当鼻疽伯氏菌随着受污染的饲料或饮水进入消化道时,可侵入黏膜下结缔组织,顺着淋巴管到达最近的淋巴结中繁殖,然后侵入血液中。经皮肤伤口感染,病菌侵入血液,随血流带到各器官,引起动物发病。病菌进入肺,可引起鼻疽小结节和溃疡,随病情发展可向其他器官转移病灶。皮肤上的鼻疽病变,多沿淋巴管向附近的组织蔓延,形成串珠状的鼻疽结节,称为鼻疽淋巴管炎,即皮疽。

(三)临床症状与病理变化

马鼻疽的潜伏期长短与病原菌的毒力、感染数量、感染途径、感染次数以及机体的抵抗力等有直接关系,自然感染的潜伏期为4周至数月。OIE《陆生动物卫生法典》规定的潜伏期为6个月。

马鼻疽感染可能为急性(或亚急性)感染,也可能为慢性或潜伏感染。鼻腔鼻疽、肺鼻疽往往表现为急性,皮肤鼻疽往往表现为慢性过程。急性鼻疽感染死亡率高,感染马属动物往往在发病后的几天至几周(1~4周)内死亡。潜伏感染的马匹很少表现临床症状,可见鼻腔分泌物以及呼吸困难等症状。马属动物感染鼻疽时,驴和骡在感染后通常会发展成急性感染,相比驴,骡的抵抗力更强,而且病程可能较慢。马感染通常发展成慢性病程。

鼻疽感染的临床表现根据病菌最初损伤部位分为鼻腔鼻疽、肺鼻疽和皮肤鼻疽。鼻疽可通过鼻、肺、皮肤等单一途径感染机体,也可能同时通过几种途径感染。临床上可见3种形式同时感染。

1. 鼻腔鼻疽

病畜最初表现高热、食欲不振、咳嗽严重,引起呼吸困难;鼻腔鼻疽有高传染性；鼻腔分泌黏稠、黄绿色、黏液脓性分泌物，可能在鼻孔周围形成痂皮；眼睛可能有脓性分泌物；鼻黏膜中的结节可能会发生溃疡；单侧或者两侧颌下淋巴结肿大；在急性病例常见淋巴结硬结，偶见淋巴结化脓；鼻部感染可能扩散到下呼吸道。

鼻腔鼻疽的病理变化主要是鼻中隔呈现典型溃疡变化，严重时溃疡可扩散到上呼吸道，鼻中隔穿孔；鼻部、气管、咽部和喉部的溃疡可能会形成星芒状；局部淋巴结（如上颌下）肿大和硬结，可能破裂和化脓，与深部组织粘连。

2. 肺鼻疽

多数临床病例都发生肺鼻疽，病畜表现为：高热、呼吸困难、阵发性咳嗽或持续干咳并伴有呼吸困难；肺部出现结节和脓肿，也可能出现支气管肺炎；有的感染不表现症状；有的表现轻微到严重的呼吸道症状，发热或高热；进行性衰弱，也可能出现腹泻和多尿，病情会逐渐恶化。

肺鼻疽的病理变化是肺磨面下层有粟米粒、高粱米或黄豆大的结节，有的半球状隆起于表面，有的散布于肺叶中，有的密布于全肺，早期结节周围有出血带；肺结节发展为干酪样或钙化；结节排出内容物，将疾病传播到上呼吸道；在肝、脾和肾中可见肉芽肿性结节。

3. 皮肤鼻疽（皮疽）

长期潜伏发展，病情逐渐恶化，病畜渐进性虚弱。最初可能出现发热、呼吸困难、咳嗽和淋巴结肿大；皮肤附近淋巴结肿大，结节性脓肿可沿淋巴管附近组织蔓延，脓肿溃破后排出黄色浓稠脓汁；溃疡愈合非常缓慢，持续排出液体；有时表现关节肿胀；皮肤损伤多见于大腿内侧、四肢和腹部。

皮肤鼻疽多发于四肢、胸侧及下腹部。沿皮肤淋巴管形成硬固的结节，结节进一步恶化并形成溃疡，释放出传染性强的黏性、黄色脓汁。结节破裂后，可能愈合或扩展到周围组织；淋巴管肿胀、增厚、索状肿胀、形成串珠状结节；在肝和脾有脓疱性结节；公畜并发睾丸炎。

马鼻疽属于人畜共患病，人对马鼻疽也易感。人可以通过消化道、损伤的皮肤和黏膜感染，还可以通过气溶胶经呼吸道感染。目前研究表明，人感染马鼻疽，与其年龄、性别没有明显相关。人类鼻疽多为散发，与其职业有密切的关系，如兽医、饲养员或实验室人员。

人感染马鼻疽的潜伏期一般为1~14天。临床上可分为急性期和慢性期两种类型，但以前者多见。急性期患者体温高达40℃，呈弛张热型，发热时伴有恶寒、多汗、头痛、全身疼痛、乏力和食欲减退。在感染部位形成炎性硬结，化脓变软，破裂后，流出脓汁，并形成溃疡。有的患者有肺炎，X线检查肺部呈云雾状病变，患者有胸痛、咳嗽和咳痰，有时痰中带血。有的患者有膝关节炎和/或踝关节炎。如细菌进入血流，可产生菌血症和脓毒血症。慢性期患者全身症状较轻，仅出现低热、全身不适、头痛和关节痛等症状。局部症状与急性期相似。

(四) 实验室诊断

马鼻疽的实验室诊断方法包括病原检测以及免疫学检测。

免疫学检测方法主要包括补体结合试验、酶联免疫吸附试验（ELISA）、免疫印迹试验和鼻疽菌素试验等。病原检测主要包括病原分离鉴定、PCR和荧光定量PCR。WOAH推荐的马鼻疽诊断方法及应用目的详见表2-3。

表2-3 马鼻疽检测方法及应用目的

方法	目的					
	非感染群确认	调运前无感染的个体动物	扑灭政策	临床病例的确认	感染情况的监测	免疫接种后个体或群体的免疫评价
监测病原						
PCR	−	−	−	+	++	n/a
病毒分离鉴定	−	−	−	+	−	n/a
检测免疫反应						
补体结合试验	++	++①	+++	+	+++	n/a
ELISA	+	+	++	+	++	n/a
鼻疽菌素试验	+	+	+	+	+	n/a

(续表)

方法	目的					
	非感染群确认	调运前无感染的个体动物	扑灭政策	临床病例的确认	感染情况的监测	免疫接种后个体或群体的免疫评价
免疫印迹试验	+	+	++	+	++	n/a

① 适用于马的样品检测。

注：+++代表推荐方法；++代表适用方法；+代表可以使用本方法，但是受检测成本、可信度或其他因素影响严重；–代表不适用本目的的方法；n/a 代表不适用。

（五）鉴别诊断

临床上要与其他慢性鼻黏膜或鼻旁窦感染、马腺疫（马链球菌感染）、溃疡性淋巴管炎（假结核棒状杆菌）、假结核（假结核耶尔森菌）和孢丝菌病（孢子丝菌），特别是流行性淋巴管炎（马鼻疽组织胞浆菌）相区别。

二、防控措施

马鼻疽是我国已经消灭的动物疫病，不允许治疗，目前也没有马鼻疽疫苗供预防。任何单位和个人发现马属动物出现疑似马鼻疽临床症状或异常死亡的，应隔离疑似患病马属动物，限制其移动，并立即向当地兽医主管部门报告。根据《中华人民共和国动物防疫法》规定：动物疫病预防控制机构应当按照国务院兽医主管部门的规定，对动物疫病的发生、流行等情况进行监测；从事动物饲养、屠宰、经营、隔离、运输以及动物产品生产、经营、加工、贮藏等活动的单位和个人不得拒绝或者阻碍。动物疫病预防控制机构有权对养殖、经营的马属动物进行监测。

马属动物养殖场（户）应每天至少对马匹进行两次临床检视。加强动物防疫条件建设，认真执行各项动物防疫制度。提高生物安全水平，严格执行出入管理，禁止无关人员和车辆进入养殖场区。引入马匹，经检疫合格后方可引入，引入后与场内动物分开饲养14天，进行健康检查、免疫、监测,确认健康后方可混群饲养。应配备与饲养规模相适应的清洗消毒设施,做好圈舍、场地、人员和车辆的消毒。发现染疫或疑似染疫的马匹,立即将其转入封闭隔离舍观察,限制同群马匹移动,并及时按规定向当地畜牧兽医部门报告。养马户应当做好马匹的饲养管理,做好马厩内卫生,提高马匹抗病能力。不随意借马,交换马匹。引入马匹要隔离观察14天确认健康后方可混群。放牧地点要相对固定。病马要立即隔离,不得与健康马有任何接触。加强马匹的临床监视,发现染疫和疑似染疫的马匹,应立即做好马匹隔离,同时立即向当地畜牧兽医部门报告。

马属动物经营者应按照《中华人民共和国动物防疫法》和《动物检疫管理办法》相关规定,做好疫情报告和检疫申报。马属动物经营者应强化防疫隔离带、隔离围墙等设施建设,规范马厩、马匹进出通道建设,设置防虫、防鸟及防鼠害等装置。制定经营场所及周边消毒、杀虫等动物防疫方案,制定进入经营场所的马属动物、人员、饲料、设施设备、草垫、治疗药物、运输工具等管理制度,落实检疫监管工作要求。发现染疫和疑似染疫的马匹,立即将其转入封闭隔离舍观察,限制同群马属动物移动,并及时按规定向当地畜牧兽医部门报告。马属动物经营者还应遵守《中华人民共和国进出境动植物检疫法》等相关规定,禁止直接或间接从发生马鼻疽的国家和地区输入马属动物及其产品。

按照《马鼻疽防治技术规范》要求,发生马鼻疽疫情时,疫点是指患病马属动物所在的地点,一般是指患病马属动物的同群畜所在的养殖场(户)或其他有关屠宰、经营单位;散养情况下,疫点指患病马属动物所在的自然村。以疫点为中心,外延3~5千米范围内的区域划定为疫区,疫区划定时要充分考虑当地的饲养环境和天然屏障条件。对疫点内的马属动物进行检测,根据检测结果,将马属动物群分为患病群、疑似感染群和假定健康群三类。对临床病畜和鼻疽菌素试验阳性畜要扑杀,疑似感染群、假定健康群隔离观察。疑似感染群和假定健康群经6个月隔离观察后,不再发病,可解除隔离。对疫区最后一匹患病马属动物进行捕杀处理、彻底消毒后,对疫区监测

90天未见新病例；且经过半年时间采用鼻疽菌素试验逐匹检查，未检出鼻疽菌素试验阳性马属动物，并对所污染场所、设施设备和受污染的其他物品彻底消毒后，经当地动物疫病预防控制机构检查合格，由原当地县级以上兽医主管部门报请原发布封锁令的人民政府解除封锁。

预防人感染马鼻疽，首先要注意饲养健康马匹；饲养人注意日常防护；防疫/检测人员注意实验室生物安全；人感染后尽快到附近医院就医。研究表明，水源污染后可能将马鼻疽病原从动物传播到人类，并保持感染能力达几周。在人畜混居环境中应做到人畜饮水分开，做好个人防护。在接触病畜、病料及污染物时应严格按规定操作，以防感染。

在处理马鼻疽感染病畜时，应加强自我防护，避免自身感染。一要戴口罩，口罩不得交叉使用，戴过的口罩不得随意丢弃；二要穿防护服；三要戴护目镜；四要穿胶鞋；五要在处理完病畜脱掉防护装备后消毒、洗手；六要将废弃物装入塑料袋内，置于指定地点，统一进行无害化处理；七要遵守上述各项环节的正确操作程序；八要严格按规定采集病料。

对从事马鼻疽实验室检测人员，必须注意无菌操作与消毒，加强自我防护，避免自身感染。一是开展病原分离培养、动物感染实验以及未经培养的感染性材料实验时，要在具备BSL-2条件的实验室进行检测；二是在实验室中应穿专用工作服或防护服，戴手套，必要时戴防护眼镜；三是离开实验室，必须脱下工作服，留在实验区，不得穿着进入办公区；四是工作服应定期消毒；五是如可能发生感染性材料的溢出或溅出宜戴两副手套，不得戴着手套离开实验室，工作完全结束后方可摘除手套，一次性手套不得清洗和再次使用；六是当微生物的操作不可能在生物安全柜内进行，而必须采取外部操作时，为防止感染性材料溅出或雾化危害，必须使用面部保护装置（护目镜、面罩、个体呼吸保护用品或其他防溅出保护设备）；七是严格遵守其他操作规程。

第九节 弓形虫病

弓形虫病又称为弓浆虫病或弓形体病，是由刚地弓形虫感染人和动物引起的疾病，为世界性分布的人畜共患寄生虫病。我国农业农村部将其列为三类动物疫病。弓形虫可广泛寄生在人和动物的有核细胞内，随血液流动到达身体各部位，破坏大脑、心脏、眼底，致使人和动物的免疫力下降，增加患各种疾病的风险。人多呈隐性感染，临床表现复杂，缺乏特征性的临床症状，易造成误诊。弓形虫常可导致宿主的免疫功能低下、中枢神经系统损害和全身性感染等严重后果。

一、诊断方法

（一）病原

弓形虫属于顶复门、孢子虫纲、真球虫目的专性细胞内寄生原虫，因其滋养体呈弓形而得名。弓形虫在自然界分布广泛，可感染包括人在内的几乎所有的温血动物，猫科动物是终末宿主，人和其他哺乳动物以及家禽均可为弓形虫的中间宿主。

弓形虫有着十分复杂的生活史，在发育过程中需要转换宿主，完整的发育过程有5种主要形态：速殖子（假包囊）、缓殖子（包囊）、裂殖子、配子体和卵囊。

猫科动物是其终末宿主，其他哺乳动物及人类，或禽类等为中间宿主。终末宿主因吞食弓形虫包囊、假包囊或感染性卵囊而感染，在体内可进行完整的5个发育期，最后形成的卵囊成熟后进入肠腔随粪便排出体外，在适宜的外界环境中发育为感染性卵囊。中间宿主吞食了被弓形虫感染性卵囊、包囊或假包囊污染的饲料或饮水后感染，子孢子、缓殖子或速殖子随淋巴和血液循环分布到肠外的各种组织器官。

弓形虫生活史的各个阶段均有感染性。不同发育期的弓形虫抵抗力有明显差异。滋养体对温度和一般消毒剂都较敏感，54℃下存活

10分钟；在甲酚磺酸溶液或1%盐酸溶液中1分钟即死亡。包囊可长期生存于中间宿主组织内，抵抗力较强，4℃可存活68天，胃液内可耐受3小时，但不耐干燥及高温，56℃ 10~15分钟即死亡。卵囊排放量大，且对环境和酸、碱等常用消毒剂的抵抗力都很强，但对热的抵抗力弱，80℃ 1分钟即死亡。

(二) 流行特点

1. 弓形虫病的一般流行特点

弓形虫病呈世界性分布，其宿主十分广泛，可感染几乎所有哺乳动物和鸟类，如可感染猪、黄牛、水牛、马、山羊、绵羊、鹿、兔、猫、犬、鼠、鸡等多种动物。家畜中猪感染率最高（隐性感染为主），其次是羊、牛；猫为终末宿主，是主要传染源。人也属于易感动物。

主要传染源是病畜、带虫动物的血液、乳汁、分泌物及排泄物。猫排出的卵囊污染环境后具强传染性（单日排囊量可达千万级，持续10~20天）。传播途径多样，可通过摄入含卵囊的饲料、饮水或未煮熟肉类（如生拌牛肝）经口感染；也可经母体通过胎盘感染胎儿，或经乳汁垂直传播；此外，呼吸道、皮肤伤口等也可传播。

本病夏秋季节（高温湿热）更易暴发，卵囊在湿润土壤中存活时间长。农村地区因动物接触频繁，感染率高于城市。动物弓形虫病的传播途径分为先天性传播和获得性传播。先天性传播怀孕期感染，母体通过胎盘屏障传播给胎儿；获得性传播食入被弓形虫卵囊污染的饲草，或饮用被污染的水；食肉动物捕食含弓形虫包囊的动物或者未煮熟的肉。

弓形虫病呈世界性分布，人群普遍易感。人感染弓形虫后多为无症状，或出现淋巴结肿大、低热及疲惫等症状，易与其他疾病混淆。先天性弓形虫病患儿出生时神经发育受阻，出现痉挛、瘫痪，感染眼部则影响视力，严重时可导致失明。人弓形虫的感染率随年龄增长而升高，可能是接触机会增加所致。弓形虫病分布存在地理差异，低海拔地区、气候温暖湿润的地区较高海拔地区、干燥炎热的地区高。弓形虫感染存在城市与农村的差异，通常农村地区高于城市，可能是畜牧业、家庭饲养的猫与家畜接触，还与农村的生活卫生环境有关。弓形虫的感染率与职业分布密切相关，如兽医、动物饲养员、屠宰人员、肉类加工人员等接触病原体机会多，被感染机会多。吃生肉或者未煮熟肉的人群弓形虫感染率高于吃熟肉的人群。

2. 猪弓形虫病的流行特点

猪对弓形虫高度易感，尤其是 3 月龄育肥猪、成年母猪及免疫力低下仔猪。隐性感染普遍，感染动物无明显症状但持续排虫。猪弓形虫病在世界范围广泛流行，在我国多个地区都有报道。猪弓形虫病是四季可发的疾病，其中夏季比较频发，并且死亡率比较高。该病在猪场中一旦流行就会在不同性别、年龄阶段的生猪中传播感染，幼龄猪、育肥猪极为易感，一旦暴发可造成大规模的死亡。弓形虫可入侵猪的眼、脑、心、肠道、胎盘等部位，其传播源也比较多样，包括病禽畜的肉、分泌物、渗出液等。

规模化猪场暴发弓形虫病的感染途径有两个。一是猪弓形虫病暴发与规模化养猪场内养猫或者场外猫出入养殖场有关。猫在养猪场内捕捉老鼠，排出的卵囊污染饲料和水槽，通过饮水和采食感染，是规模化猪场弓形虫病暴发最常见的原因。二是患病猪流产胎儿、分泌物等可感染健康猪；吸血昆虫（如蚊子）或吸血节肢动物的传播，携带弓形虫滋养体和包囊再叮咬健康猪；昆虫和节肢动物也可作为弓形虫卵囊的机械携带者，污染食物而传播本病。

3. 犬猫弓形虫病流行特点

犬猫弓形虫病广泛流行于世界范围。在我国分布广泛，几乎全国各地区都有报道，但是地域差异性非常明显，猫的感染率在东部沿海地区较低（约 11%），内陆地区较高（约 25%）；犬感染弓形虫只有零星的报道，感染率大约为 10%；随着年龄增长，感染率也在增高。弓形虫病在流浪猫中的感染率很高。近年来，因为家养猫注意饲养卫生和不喂食生肉，感染率逐年下降。

（三）临床症状

弓形虫可感染多种家畜引起弓形虫病，损伤各组织脏器、呼吸系统、中枢神经系统，以及引起孕畜流产、死胎等，其中对猪、绵羊和山羊的危害最大。尤其猪暴发弓形虫病时，可使整个猪场发病，死亡率高达60%以上。

1. 猪弓形虫病临床症状

猪弓形虫病潜伏期为3～7天。猪弓形虫病疫情一旦暴发，很快就会使整个猪场的猪全部感染。主要临床症状如下。

（1）急性期　发病初期，病猪体温明显升高，达到40～42℃，呈稽留热，最高可达42.9℃，体温稽留可达3～10天或更久；精神不振，经常嗜睡，食欲不振，鼻镜干燥；尿液呈橘黄色；通常排出暗红色或煤焦油色粪便，稀便多见于乳猪或断奶仔猪。严重时呼吸急促，往往呈犬坐姿势或者腹式呼吸，且吸气深而呼气浅短，有时伴有呕吐和咳嗽现象；眼内存在浆液性或者脓性分泌物，鼻孔流清鼻涕；发病经过几天，开始表现出神经症状，后躯麻痹。随着病程的进展，鼻端、耳翼、腹下部及四肢下部等皮肤有紫红色斑，有时耳尖会发生干性坏死。病猪最终往往由于呼吸困难和体温快速降低而发生死亡。妊娠母猪容易出现流产和产出死胎。

（2）亚急性期　病猪体温升高，食欲减少，精神委顿，呼吸困难等症状仍然存在。发病后10～14天发病猪体内形成抗体，此时弓形虫在组织器官内的发育受到抑制，病情逐渐恢复。虫体可在肌肉、脑和眼等抗体含量少的组织内长期存活并部分形成包囊。如脑包囊可使病猪发生癫痫样痉挛、后躯麻痹、运动障碍和斜颈等神经症状，以及引起脉络膜视网膜炎，甚至导致失明。

（3）慢性期　病猪外表看不到症状，但是生长发育缓慢，有些病猪变成僵猪；有些病猪食欲不振，精神欠佳，间歇性下痢，有些病猪还会出现后躯麻痹。

2. 犬猫弓形虫病临床症状

犬猫弓形虫病潜伏期为7～10天或数月。犬猫弓形虫病多数呈隐性感染或无症状感染，急性阶段可见如下临床症状。

（1）犬　类似于犬瘟热，如体温升高，精神沉郁，咳嗽和呼吸音增强；严重患犬出现呕吐，出血性腹泻，眼鼻有脓性分泌物，少数呈运动失调或后肢麻痹现象，怀孕母犬所产仔犬常见排稀便，呼吸困难和运动失调，但多见流产或分娩死亡，患犬大腿内侧、腹部等处可见瘀斑。

（2）猫（中间宿主）　急性发病表现肺炎症状，如发热、厌食、咳嗽和呼吸迫促，也有运动失调和流产现象。

（3）猫（终末宿主）　主要表现为轻度肠炎。

弓形虫是一种机会致病性病原。宠物患弓形虫病时多引起中枢神经系统、呼吸系统、消化系统病变以及眼睛病变导致视觉障碍，通常为隐性感染，但也有出现临床症状死亡的病例。

人弓形虫病多为隐性感染，但抵抗力弱时可出现严重症状，主要侵害脑、淋巴结和眼等器官。急性感染期可表现淋巴结炎、脑炎、心肌炎、肺炎、肠炎、肝炎、骨骼肌炎、扁桃体炎、脉管炎、胎盘炎、贫血、视网膜脉络膜炎等症状，患者有发热、头痛、乏力、肌肉疼痛和淋巴结肿大等症状，肌肉疼痛相当严重，可持续1个月或更久。弓形虫能引起孕妇流产、早产、死产或胎儿畸形。妊娠早期感染对胎儿的损害更大，可引起视力降低或失明，中枢神经系统受损，严重感染者出现肝脏肿大、惊厥、脑积水和脑损害等。

（四）实验室诊断

1. 病原学检查

将可疑病畜或死亡动物的组织或体液，做涂片、压片或切片，甲醇固定后，做瑞氏染色或吉姆萨染色镜检可找到弓形虫滋养体或包囊。还可采用动物接种的检测方法，即采集病猪的组织研磨后接种小鼠，待小鼠发病后抽取小鼠腹水做涂片镜检。

2. 核酸检测

设计特异性引物进行PCR检测。

3. 血清学诊断

间接免疫荧光试验、间接血凝试验、酶联免疫吸附试验（ELISA）和补体结合试验检测特异性IgM、IgG、IgA抗体或血清循环抗原。

（五）鉴别诊断

猪弓形虫病与猪瘟在流行形式及临床症状方面颇为相似，还要注意猪弓形虫病和猪瘟的鉴别诊断。猪瘟全身性皮肤发绀，但无咳嗽、呼吸困难症状；剖检可见肾脏、膀胱点状出血，脾脏有出血性梗死，慢性病例可见回盲瓣处纽扣状溃疡，肝脏无灰白色坏死灶，肺脏不见间质增宽，无胶冻样物质。猪弓形虫病出现呼吸困难症状，有时出现咳嗽；剖检可见严重的肺水肿及表面灰白色坏死点（肝、淋巴结也有）。另外，磺胺类药物治疗有效且进行过猪瘟疫苗免疫，则可以基本排除猪瘟的可能性。如果有条件，可以进行病原学诊断和血清学诊断加以鉴别。

综上所述，临床检查时，根据稽留高热，应用青霉素、链霉素等抗生素治疗无效，剖检以肺气肿、肺水肿及淋巴结髓样肿胀为主要病变，可在肝脏表面发现坏死斑点，通常呈现针尖状或绿豆状，颜色为米黄色。此外，脾脏位置还有出血现象。进行触片检查，将病死猪的心、肺、肝、淋巴结等组织各取下一部分制作涂片，自然干燥后甲醇固定，进行吉姆萨染色，镜检。也可取病猪的体液、脑脊液等制作涂片，染色后进行观察。还可将病猪的淋巴结取下，磨碎后用生理盐水过滤，离心、取沉渣涂片，染色后观察，可在显微镜下观察到弓形或半月形的滋养体。动物接种时，采集病猪的淋巴结、肺、肝、脑等组织充分研磨，加入10倍体积的生理盐水制成悬液，加入双抗，混匀后取悬液腹腔感染小鼠，接种后7~15天取小鼠腹腔液涂片、镜检。可在显微镜下观察到弓形或半月形的滋养体。血液或组织样品进行弓形虫核酸检测或循环抗原检测阳性。通过以上检查，一般就可作出确诊。

二、防控措施

（一）疑似弓形虫病的处置

1. 养殖户的处置

养殖户发现疑似弓形虫病畜后，应立即隔离疑似动物并进行血清学检测，发现阳性个体后应立即上报当地兽医主管部门，配合兽医主管部门处理疫情。可视动物病情严重程度及经济价值进行药物治疗或淘汰处理，治疗可选择应用磺胺嘧啶和乙胺嘧啶，使用复方磺胺嘧啶钠注射液，应用剂量为 20~30 毫克/千克体重，肌内注射，1 天 1~2 次，连用 2~3 天，但长期或大剂量使用易引起结晶尿，应同时使用碳酸氢钠，并给病畜大量饮水；4-磺胺-6-甲氧嘧啶钠，内服一次量每千克体重家畜首次量 50~100 毫克，维持量 25~50 毫克，1 天 1~2 次，连用 3~5 天。磺胺间甲氧嘧啶钠，内服一次量家畜 50~100 毫克/千克，维持量减半。

2. 兽医主管部门的处置

当地兽医主管部门接到疫情报告后，应及时到达疫点，调查发病情况、临床症状，对其进行剖检，观察病理变化；采集病料送实验室检查，确诊为弓形虫病后，立即向当地有关部门上报并进行疫情处理。应采取如下主要措施。

（1）对病死动物进行深埋处理，病畜进行隔离治疗，要严格处理好流产胎儿和病猪的排泄物，及时清除圈舍内的粪便，对养殖场进行彻底打扫消毒，包括场地、用具等，确保圈舍清洁卫生。

（2）对病畜选用磺胺类药物进行治疗。

（3）对未发病动物用磺胺间甲氧嘧啶原粉拌料，以后定期给予预防。

（4）开展流行病学调查，追溯病原，并加强防治。

（二）确诊病例的隔离治疗

感染弓形虫病的养殖场应立即上报兽医主管部门。有条件可对全群动物进行血清学检查，确定感染动物，对有治疗价值预后良好的动物进行隔离观察治疗，对治疗耗费超过经济价值或隔离管理有困难的动物可进行淘汰处理。死亡的动物、排泄物、流产的胎儿等需要进行无害化处理，严禁流入市场或饲喂其他动物。对畜舍需要进行严格的清洗消毒，进一步完善和加强养殖场内灭鼠灭蝇工作。对于养殖场内健康动物，可使用磺胺类药物进行混饲投药，起到一定的预防作用。同时，加强养殖工作人员的安全教育，配发相应防护物资，避免人员发生感染。

药物治疗是目前动物弓形虫病的主要治疗方式。对于有重要价值的猪，如遗传资源保种的猪或宠物猪感染弓形虫病，可选用如下方法：磺胺间甲氧嘧啶 80 毫克/千克体重，黄芪多糖 5 毫克/千克体重，添加到病猪饲料，搅拌均匀后投喂给病猪，每天投喂 1 次，连续投喂 4 天；或用磺胺嘧啶+乙胺嘧啶，动物每次按磺胺嘧啶 70 毫克/千克体重、乙胺嘧啶每次 6 毫克/千克体重用药，口服，1 天 2 次，连用 3 天以上。其他动物弓形虫病也主要以磺胺类药物治疗为主，乙胺嘧啶和磺胺嘧啶联合用药是目前应用最多的治疗方案。食用动物的弓形虫病不建议治疗，应做无害化处理。

(三) 预防

我国目前尚无获批准的弓形虫病商品化疫苗。

1. 养殖场预防动物感染弓形虫病综合措施

(1) 坚持自繁自养，减少或杜绝疫病传入的可能性。

(2) 加强饲养管理，养殖密度不宜过大，每日彻底清理圈舍中的粪便和其他垃圾。在保证适宜温度和湿度的条件下，注意通风换气。

(3) 养殖场内严禁养猫，并防止家猫或野猫进入圈舍，严防饲料和饮水接触猫粪。同时做好圈舍的灭鼠、灭蚊蝇工作。

(4) 定期进行弓形虫病的血清学检查，及时淘汰或治疗病原阳性病畜。加强对饲养动物体温、食欲及粪便的观察，一旦发现异常，应立即隔离治疗。

(5) 引进新动物前须进行隔离检疫，健康动物方可混群饲养。

(6) 搞好消毒工作。猫排出的未成熟的卵囊在通风、温暖、潮湿的环境下发育为感染性的孢子化卵囊，其囊壁致密性的结构对低温、干燥等环境的抵抗力较强，但是卵囊壁由富含半胱氨酸和酪氨酸的蛋白质组成，通过高温加热、蒸煮或物理方法等使蛋白质变性可以有效破坏卵囊。如：使用 1% 来苏儿或 3% 氢氧化钠溶液可有效杀灭环境中的弓形虫卵囊，也可以使用火焰等进行杀灭。被弓形虫卵囊污染的饲料、饮水等，可进行高温处理（加热至 70℃以上），以有效杀灭卵囊。

弓形虫速殖子可存在于宿主的乳汁、唾液、尿液等分泌物中，其中乳源的污染一直被认为是弓形虫速殖子感染的主要途径。弓形虫速殖子对各种理化因素的抵抗力差，通常胃酸及胃蛋白酶可有效杀灭，除大量摄入，经口感染的概率不高。对于乳制品而言，巴氏灭菌或煮沸可有效杀灭弓形虫速殖子。此外，弓形虫速殖子对干燥敏感，日光直射、紫外线照射等均能很快杀灭速殖子。

患弓形虫病的动物流产下的死胎及胎盘、污水、垫料等需要进行无害化处理，不得直接抛弃或饲喂其他动物。常用碘伏及苯扎溴铵进行阴道灌洗消毒。受污染的分娩圈舍可喷洒3%氢氧化钠溶液或使用火焰消毒。

2. 从事猪牛羊屠宰加工及相关工作人员的预防

屠宰加工企业应当建立严格的危害分析与关键控制点体系，通过健康教育结合制度管理，制约职业暴露的风险因子，监督并教育员工养成良好的卫生习惯，如：操作加工车间做好防鼠灭蝇工作，生产加工线每天须进行清洗消毒。相关工作人员应提高防护意识，按照操作规范进行操作，存在开放性伤口或妊娠期的人员应避免进行操作或暂时调离一线岗位。兽医主管部门应加强对企业的监管及从业人员的教育，及时普及弓形虫病及其危害，明白弓形虫的生活史及传播途径，才能有效规避职业暴露的风险因子。定期对相关工作人员进行检测，如果检测为病原阳性或出现弓形虫病症状，应及时进行治疗。

3. 养宠物的家庭预防

尽量给宠物喂食商品化宠物粮，自制的新鲜食物须烧煮熟透后再进行饲喂。清理宠物猫粪便、垫料时应戴手套等，做好个人防护工作，清理完成后及时清洗双手。牵遛宠物犬外出时应系好安全绳，避免宠物在外进食。存在开放性伤口的人员应尽量避免与宠物密切接触。

第十节　钩端螺旋体病

钩端螺旋体病（钩体病），是由致病性钩端螺旋体（简称钩体）引起的人兽共患病，俗称"打谷黄""稻瘟病"。我国农业农村部将其列为三类动物疫病,国家卫生健康委员会将其列为乙类人间传染病。

一、诊断方法

(一) 病原

钩端螺旋体病的病原为钩端螺旋体,又称细螺旋体,属钩端螺旋体科、钩端螺旋体属。钩端螺旋体属内有两个种:问号钩端螺旋体致人畜钩端螺旋体病;双曲钩端螺旋体为非病原菌。钩端螺旋体菌体纤细,常呈"C"形或"S"形,长6~20微米,宽0.1~0.2微米,有12~18个细密螺旋,一端或两端弯曲呈钩状、问号状,无鞭毛。镀银染色显黑色,吉姆萨染色呈淡红色。现用免疫荧光和免疫酶染色观察。在暗视野显微镜下可直接观察其形态,其菌体发亮似串珠,运动活泼,呈特殊的螺旋运动。钩端螺旋体是需氧菌,在含兔血清的科索夫培养基、pH值7.2~7.4,28℃条件下需1~2周才生长。也可用幼龄豚鼠和金黄地鼠腹腔接种分离。钩端螺旋体对外界抵抗力颇强,在冷湿及弱碱环境中生存时间较长,在河沟及田水中能存活数日至月余。对干燥、热、酸、碱和消毒剂很敏感,日光直射2小时、60℃下经10分钟能将其致死。各种常规化学消毒剂10~30分钟均可将其杀死,对青霉素、金霉素、四环素等抗生素敏感,但对砷制剂有抗性。

钩端螺旋体按内部抗原结构,分为型特异性抗原和群特异性抗原。凡能彼此以高效价交互凝集的菌株被列为同一血清群;群内以凝集吸收试验分为若干个血清型。问号钩端螺旋体现有20个血清群、172个血清型。国内常见的血清型有黄疸出血型、流感伤寒型、波摩那型、秋季热型、犬型、澳洲型及七日热型。

(二) 流行特点

钩端螺旋体可侵害多种动物,以幼龄动物发病为多。啮齿目动物是重要的储存宿主,特别是鼠类,可无临床症状;狼、狐狸等肉食动物以及野禽、野鸟也可感染带菌。家畜以猪、牛、犬、山羊、马、骆驼、猫及鸡等禽类均具易感性。人也可感染。实验动物以仓鼠、幼豚鼠较为易感,乳兔也是常用的实验动物。患病动物和带菌动物为传染源，其中鼠类、猪等动物是主要的传染源。传染源可通过各种途径特别是尿液排出病原体，污染水源、土壤、圈舍、饲料以及用具等。鼠类、家畜和人的钩端螺旋体病常常相互交错感染，构成复杂的传染链。该病主要通过损伤的皮肤、黏膜而感染，消化道也是重要的感染途径，也可通过交配传播，吸血昆虫叮咬也能传播。此外，还可经胎盘发生垂直传播。大多数感染动物呈隐性经过，临床上一般表现为散发性或地方流行性。本病是一种自然疫源性传染病，主要分布于气候温暖、多雨多水的热带和亚热带，我国南方多见于6—10月，北方多见于7—9月，在气温较高地区则终年可见。饲养管理不良、饥饿、吸血昆虫侵扰以及其他疾病侵袭等因素均可促进该病的发生与流行。人钩端螺旋体病的发生与职业有关，稻田作业者、积肥人员、屠宰人员、饲养人员以及兽医工作者易被感染，本病以青壮年农民多见，其他接触钩体污染水机会多的渔民、矿工、屠宰工及饲养员等，也可发病。

全国除新疆、青海、甘肃、宁夏外，其他省份均有过钩体病病例报道，并以盛产水稻的中南、西南、华东等地区较为严重。在水稻收割季节和抗洪救灾中，由于接触钩体污染水的人群较多，常常会发生大规模流行。

（三）临床症状

急性病例的临床特征主要呈现短期发热、贫血、黄疸、血红蛋白尿、黏膜及皮肤的坏死等症状。但大多数动物都是隐性感染，缺乏明显的临床症状。

牛：在我国从牛分离出9个型的钩端螺旋体，以波摩那群为主，黄疸出血群次之，常缺乏典型的症状，仅见消瘦、腹泻。典型病例取急性经过，病初体温高在 $40.5 \sim 41{}^\circ\!C$。精神沉郁，食欲废绝，鼻镜干燥，甚至龟裂，逐渐消瘦。泌乳量减少或停止泌乳，乳色变黄呈初乳状，并常有血凝块。有的发生流产后2~3天，可视黏膜黄染，同时出现血红蛋白尿。病牛常在口腔黏膜、耳、头、乳房及外生殖器等部位皮肤发生坏死。慢性病例呈间歇热，病牛逐渐消瘦，黄疸及血红蛋白尿时隐时现。

猪：猪的钩端螺旋体病较普遍。我国已从猪体内分离出 14 个菌型，主要是波摩那群，其次为犬群。大多数无明显的临床症状。急性病例多见于仔猪，呈现短时间发热（39.8~41℃）及结膜炎。精神沉郁，食欲减少，可视黏膜黄染，头部浮肿。皮肤弹性降低，后期出现皮肤坏死，尿淡黄色及至褐色。妊娠后期的母猪常发生流产和死胎。

马：大多为隐性感染，急性病例较少。急性病马的症状与牛相似，主要呈现体温升高，精神沉郁，结膜炎，可视黏膜黄染。尿量少，尿液黏稠，呈黄红色豆油样。妊娠马流产，血红蛋白量减少，白细胞数增加，中性粒细胞增多，核左移。

人：潜伏期为 2~20 天，一般 7~13 天。病程可分为 3 个阶段：早期"重感冒样"症候群，有"三症状"，即畏寒发热、肌肉酸痛、全身乏力；三体征，即眼结膜充血、腋肠肌压痛、淋巴结肿大。中期可分为四型：流感伤寒型、肺大出血型、黄疸出血型、脑膜脑炎型，将出现不同程度的器官损害。如鼻衄、咯血、肺弥漫性出血、皮肤黏膜黄疸或出血点；肾型患者出现蛋白尿、血尿、管型尿等肾功能损害；脑膜脑炎型患者出现剧烈头痛、呕吐、颈强直及脑脊液成分改变。在急性期退热后 6 个月内（个别可长达 9 个月）再次出现一些症状或器官损害表现。常见的后发症有后发热、眼后发症、变态反应性脑膜炎等。钩体病人的病变基础是全身毛细血管中毒性损伤，钩体大量侵入内脏如肺、肝、肾、心及中枢神经系统，致脏器损害，并出现相应脏器的并发症。病情的轻重与钩体的菌型、菌量及毒力有关。毒力强的钩体可引起肺出血或黄疸出血等严重表现。

（四）病理变化

钩端螺旋体经皮肤、黏膜侵入人体，经小血管和淋巴管至血液循环。在血流中繁殖，形成败血症，并释放溶血素、细胞致病作用物质、细胞毒因子及内毒素样物质等致病物质，引起病变。钩端螺旋体大量侵入内脏如肺、肝、肾、心及中枢神经系统，致脏器损害，并出现相应脏器的并发症。病情的轻重与钩端螺旋体的菌型、菌量及毒力有关。毒力强的钩端螺旋体可引起肺出血或黄疸出血等严重表现。

钩端螺旋体感染家畜引起的病理变化基本一致。尸体消瘦；皮肤、皮下组织、浆膜和黏膜明显黄染；体腔多有积液；心脏、肺脏、肾脏、肠系膜、肠黏膜及膀胱黏膜出血；皮肤黏膜发生水肿、坏死；肝脏肿大松软、质地变脆，呈黄棕色或色调不均匀；肾脏肿大，皮质有散在的灰白色病灶（间质性肾炎）；淋巴结肿大、出血。

（五）实验室诊断

钩端螺旋体感染动物种类繁多，病原血清型复杂，症状和病理变化表现多样化，因此，本病须在流行病学调查、分析的基础上，结合实验诊断进行综合判断确诊。

1. 病原学检查

（1）病料采集 发热期采集血液，疾病中后期采集脊髓液和尿液；病死或濒死期扑杀的动物可采集肝脏、脾脏、肾脏、脑组织等作为病料。病料检查或处理最好在1~2小时进行，最迟不超过3小时，以防组织中的钩端螺旋体发生自溶。

（2）镜检观察 病料中菌体含量少，可先进行浓缩集菌处理。病料沉淀物制成压滴标本（尿液可直接压滴镜检），在暗视野显微镜下检查，可见运动活泼的菌体。也可用吉姆萨染色或镀银染色进行检查。镜检病料（尿液）须采自未用过抗生素的病例。

（3）分离培养 常用科索夫培养基或8%血清磷酸盐缓冲液培养基，病料接种后置25~30℃培养，5~7天做1次暗视野检查，观察有无钩端螺旋体生长。初次分离生长缓慢常观察1~2个月才作结果判定或废弃培养。也可用鸡胚或牛胚肾细胞进行培养。

（4）动物试验 是分离钩端螺旋体的敏感方法，尤其适用于有杂菌污染的标本。方法是将标本接种于幼龄豚鼠或金黄地鼠腹腔。接种3~5天后，可用暗视野显微镜检查腹腔液；亦可在接种后3~6天取心血检查并做分离培养。动物死后解剖，可见皮下、肺部等有大小不等的出血斑，肝、脾中有大量钩端螺旋体存在。

2. 血清学试验

血清学试验在钩端螺旋体病的诊断中具有重要价值，可用于菌型鉴定和检疫。常用的血清学试验有凝集溶解试验、补体结合试验、间接血凝试验、炭凝集试验以及酶联免疫吸附试验等。

3. 分子生物学方法

采用特异 DNA 探针法，其检出标本中钩端螺旋体的特异性、敏感性均优于培养法，且得出结果快速。若先用 PCR 技术将特异 DNA 片段先行扩增，再用探针确定，则灵敏度更可提高。例如单用 DNA 探针技术，可测出 200 条左右的钩端螺旋体，加用 PCR 扩增后，则少至 10 条病原体亦可检出。

二、防控措施

(一) 防治

动物可用青霉素，其他如链霉素、庆大霉素等对本病都有较好疗效。此外，新砷凡纳明也有很好疗效。

开展群众性综合性预防工作，灭鼠和预防接种是控制钩体病暴发流行、减少发病的关键。开展灭鼠保粮、灭鼠防病群众运动。结合"两管（水、粪）、五改（水井、厕所、畜圈、炉灶、环境）"工作，尤应提倡圈猪积肥、尿粪管理，从而达到防止污染水源、稻田、池塘、河流的目的。注意饮水卫生，隔离病畜，严防病畜尿液污染饮水和饲料。疫区居民、部队及参加收割、防洪、排涝可能与疫水接触的人员，尽可能提前 1 个月接种与本地区流行菌型相同的钩体多价菌苗。常发病地区，可接种钩端螺体多价菌苗。消灭鼠类和野犬。对高危易感者（如孕妇、儿童青少年、老年人或实验室工作人员）意外接触钩体、疑似感染本病但无明显症状时，可注射青霉素每天 80 万~120 万单位，连续 2~3 天。

本病的治疗原则是早发现、早诊断、早治疗、就地处理。对于人钩端螺旋体病，一般治疗可以卧床休息，给予易消化饮食，对症治疗包括降温镇静、止血、输液、输血、使用肾上腺皮质激素和强心药物等；抗菌治疗青霉素为首选药，每次 40 万单位，6~8 小时肌内注射 1 次，疗程约 1 周。首次注射后 4 小时内应注意"治后加重反应"，出现反应要加强镇静剂和肾上腺皮质激素的使用，青霉素过敏者可用庆大霉素或四环素。

对无症状带菌动物的治疗，一般认为链霉素和土霉素等四环素类抗生素有一定疗效。在猪群中发现感染，应全群治疗，饲料中加入土霉素连喂 7 天，可以解除带菌状态和消除一些轻型症状。怀孕母猪产前 1 个月连续饲喂拌有土霉素的饲料可以防止流产。应用青霉素治疗则必须大剂量才有疗效。

急性、亚急性病畜的治疗，成年牛可静脉注射四环素。有人报道，牛感染波摩那型钩端螺旋体病，应用青霉素、链霉素均无明显疗效。猪急性亚急性钩端螺旋体病的治疗，单纯用大剂量青霉素、链霉素、四环素和土霉素等抗生素也往往收不到显著效果。实践证明，由于急性和亚急性病畜肝功能遭到破坏和出血性病变严重，在病因治疗的同时结合对症疗法是非常必要的，其中葡萄糖维生素 C 静脉注射及强心利尿剂的应用对提高治愈率有重要作用。

（二）公共卫生与人员防护

该病属于自然疫源性传染病，带菌动物可长期向环境中排菌，当易感动物和人类接触到病原，即可感染，在我国产稻区，一直有病例发生，尤其有洪水自然灾害，常暴发流行。灾区群众预防钩体病主要是灭鼠（如药物灭鼠）、防鼠（如农田改造），管理家畜减少环境污染（如圈养猪），尽量避免接触疫水，如收割稻谷前将田间的水放干、晾晒，必要时进行钩端螺旋体病疫苗预防接种，采取口服药物预防等。与接触疫水机会多的渔民、矿工、屠宰工及饲养员等高危人群和进入钩体病疫区从事现场工作的人员，应避免接触疫水，在进行动物宿主密度、带菌率调查时注意戴防护手套，不要用手直接接触动物及其尸体。必要时，可在进入疫区工作 15 天前接种钩端螺旋体病疫苗，应急预防钩体病感染。

第十一节　沙门氏菌病

沙门氏菌病又称沙门菌病，是由沙门氏菌属中几个成员引起的人畜共患传染病。临床上表现以败血症和肠炎为特征，也可以引起母畜流产。

沙门氏菌是一种重要的人兽共患病原菌，也是世界公共卫生安全的重点监测对象。畜禽感染沙门氏菌后引起鸡白痢、猪副伤寒、禽伤寒、禽副伤寒等病症，降低动物生产性能、繁殖能力、产蛋率等，甚至引起急性死亡。由此造成的生产成本增加和生产力下降给畜禽养殖业造成严重的经济损失。许多血清型的沙门氏菌可以感染人类导致食物中毒和败血症等症状。人感染沙门氏菌后引起发热、腹痛、呕吐，影响人们身体健康。

一、诊断方法

（一）病原

沙门菌属可分为肠道沙门菌和邦戈尔沙门菌两个种。肠道沙门菌又分为6个亚种：肠道亚种、萨拉姆亚种、亚利桑那亚种、双亚利桑那亚种、豪顿亚种以及英迪加亚种。根据其血清型分类，目前已有2 500种以上，其中只有10个以内的罕见血清型属于邦戈尔沙门菌，其余均属于肠道沙门菌，几乎包括了所有对人和温血动物致病的各种血清型菌株，并具有属的典型生化特性。

沙门菌的病原属于肠杆菌科沙门菌属中的成员。沙门菌属的细菌依据其对宿主的感染范围，可分为宿主适应血清型和非宿主适应血清型两大类。前者只对其适应的宿主致病性，包括马流产沙门菌、鸡白痢沙门菌、鸡伤寒沙门菌、羊流产沙门菌、副伤寒沙门菌、伤寒沙门菌；后者则对多种宿主有致病性，包括鼠伤寒沙门菌、猪霍乱沙门菌、肠炎沙门菌、汤普逊沙门菌（以上4种可以侵害人）、鸭沙门菌、德尔卑沙门菌、纽波特沙门菌、都柏林沙门菌、田纳西沙门菌等。仅侵害人而不侵害动物的有伤寒沙门菌和甲型副伤寒沙门菌等。鼠伤寒沙门菌的宿主范围广泛，分离率近50%。

沙门菌呈两端钝圆的直杆状，（0.7~1.5）微米×（2.0~5.0）微米，革兰染色阴性。除鸡白痢沙门菌和鸡伤寒沙门菌无鞭毛不运动外，其余各菌均以周身鞭毛运动。

在普通琼脂培养基上生长良好，37℃培养18~24小时，形成菌落直径可达2~4毫米。有些菌种，如鸡白痢、鸡伤寒、羊流产、猪伤寒、甲型副伤寒等沙门菌在肉汤琼脂上生长较贫瘠，形成仅1毫米的菌落。在肠道杆菌鉴别或选择性培养基上，大多数菌株因不发酵乳糖而形成无色菌落；在SS琼脂上长成与培养基一致的淡橘红色或淡粉红色菌落。本属菌在培养基上也有S-R变异。S型菌落为圆整光滑湿润和半透明，R型菌落表面干燥，无光泽，边缘不整齐。S型菌在肉汤中呈均匀混浊生长，R型则上液清朗，管底有微量沉淀。培养基中加入硫代硫酸钠、胱氨酸、血清、葡萄糖、脑心浸液和甘油等均有助于本菌生长。

绝大多数沙门菌发酵糖类时均产气，但伤寒和鸡伤寒沙门菌从不产气。本属菌通常不发酵阿拉伯糖、卫矛醇、鼠李糖、蕈糖和木糖。不发酵肌醇的有甲型副伤寒沙门菌、乙型副伤寒沙门菌、猪霍乱沙门菌、猪伤寒沙门菌、鸭沙门菌等。多数鸡白痢沙门菌不发酵麦芽糖。猪伤寒沙门菌不发酵甘露糖。大部分沙门菌产生硫化氢，但甲型副伤寒沙门菌、猪伤寒沙门菌等不产生，猪霍乱沙门菌、鸡伤寒沙门菌的反应则不稳定。

本菌不产生吲哚，不分解尿素，甲基红试验阳性，VP试验阴性。DNA中（G+C）mol%含量为50~53。

沙门菌都有致病性，虽不产生外毒素，但具有毒性较轻的内毒素，可引起发热、白细胞变化及中毒性休克；另外鼠伤寒沙门菌等还可以产生与大肠杆菌肠毒素性质相同的肠毒素。除鸡白痢沙门菌和鸡伤寒沙门菌等少数沙门菌外，用本属细菌培养物给小鼠腹腔接种，都能使其发生败血症而死亡，豚鼠和家兔的易感性较低。

本菌对热、干燥、日光、腐败等因素的抵抗力较强，肉品熏腌不能将其杀死。对于化学消毒剂的抵抗力不强，一般常用消毒剂和消毒方法均能达到消毒目的。本菌在水中能存活2~3周，在粪中可存活1~2个月，在冻土中可越冬，在潮湿温暖处可生存4~5周，但干燥的地方可存活8~20周。据报道，鼠伤寒沙门菌在鸡饲料中能存活6周，在禽舍中37℃可存活2周，23℃时存活18~19个月，7℃以下能生存20个月。60℃经15分钟即可杀死本菌。5%石炭酸、2%氢氧化钠、0.1%升汞等消毒液在数分钟内即可灭活该菌。本菌对胆盐、亚硒酸盐、亚硫酸钠等的抵抗力强于其他肠道菌，故在含有这类物质的增菌液中仍能生长。

本菌属对抗菌药物的敏感性随耐药菌株日益增多而越来越低。目前，大多数菌株能抵抗青霉素、链霉素、四环素、土霉素、林可霉素、红霉素和磺胺类药物等，但对庆大霉素、多黏菌素B、氨苄青霉素、氟苯尼考等尚有较高敏感性。

沙门菌具有菌体（O）抗原（58种）、鞭毛（H）抗原（63种）、荚膜（K）抗原和菌毛抗原，构成绝大部分沙门菌血清型鉴定的物质基础，其中O抗原又是每个菌株必有的成分。

（二）流行特点

沙门菌属中的许多菌种对各种家畜、家禽、其他动物以及人均有致病性。各种年龄的畜禽均可感染，但幼龄畜禽较成年者易感。人类感染本病，一般是由于与感染的动物及动物性食品的直接或间接接触，人类带菌者也可成为传染源。

在猪，本病常发生于6月龄以下的仔猪，1~4月龄发生较多。在牛，以出生30~40天以后的犊牛最易感。在羊，以断乳时及断乳不久的最易感。感染的孕畜多发生流产，特别多见于妊娠中后期的头胎母马以及妊娠后期的母羊。在人，本病可发现于任何年龄，但以1岁以下婴儿及老年人最多。

病畜和带菌者是本病的主要传染源。

传染源经粪便、尿、乳汁以及流产的胎儿、胎衣和羊水排出病菌，污染水源和饲料等，主要经消化道感染。病畜与健畜交配或用病公畜的精液人工授精均可发生感染。此外，也存在子宫内感染的可能。有人认为，鼠类也可传播本病。沙门菌很容易在动物与动物、动物与人、人与人之间通过直接或间接接触传播。

本病一年四季均可发生。但猪在多雨季节发病较多，成年牛多于夏季放牧时发生，马发生于春（2—3月）、秋（9—11月）两季，育成期羔羊常于夏季和早秋发病，孕羊则主要在晚冬、早春季节发生流产。当环境污秽、潮湿、棚舍拥挤、清粪不及时；饲料和饮水供应不良，长途运输中气候恶劣、疲劳和饥饿、内服皮质类固醇激素、内寄生虫和病毒感染；分娩、手术；母畜缺奶；新引进家畜未实行隔离检疫等，均可促进本病的发生。

健康畜禽的带菌现象（特别是鼠伤寒沙门菌）相当普遍。病菌可潜藏于消化道、淋巴组织和胆囊内。当外界不良因素使动物抵抗力降低时，可发生内源性感染，病菌连续通过若干畜禽后，毒力增强，进而可进一步扩大传染。

禽沙门菌病常形成相当复杂的传播循环。病禽、带菌禽是主要的传染源。有多种传播途径，最常见的是通过带菌的种蛋而传播。带菌蛋有的是从康复或带菌母鸡所产的蛋而来，有的是原本健康的蛋壳被该菌污染，进而通过蛋壳而成为感染蛋。染菌种蛋孵化时，有的形成死鸡胚，有的孵出病雏，病雏的粪便和飞绒中含有大量病菌，污染饲料、饮水、孵化器、育雏器及周围环境。因此，与病雏共同饲养的健康雏可通过消化道，有时经呼吸道或眼结膜而受感染。被感染的雏鸡若不加治疗，则大部分死亡，耐过本病的鸡则长期带菌，成年后也能产蛋，蛋又带菌，若以此用作种蛋时，即可周而复始，代代相传，难以净化。

（三）临床症状

1. 禽沙门菌病

根据病原体不同，禽沙门菌病可分为3种：由鸡白痢沙门菌引起的鸡白痢、由鸡伤寒沙门菌引起的禽伤寒和由鼠伤寒沙门菌等多种沙门菌引起的禽副伤寒。

（1）鸡白痢　各种品种的鸡对本病均有易感性，以2~3周龄以内雏鸡的发病率与病死率最高，呈流行性。成年鸡感染呈慢性或隐性经过。火鸡对本病也有易感性，但次于鸡。鸭、雏鹅、珍珠鸡、鹌鹑、麻雀、欧洲莺和鸽也有自然发病的报道。

本病在雏鸡和成年鸡中所表现的症状和病程显著不同。雏鸡和雏火鸡的症状相似，潜伏期4~5天。出壳后感染的雏鸡，多在孵出后几天就见有明显症状，最急性时不显示任何症状就突然死亡。急性型的出现精神委顿，绒毛松乱，两翼下垂，缩颈闭眼，不愿走动，拥挤扎堆，食欲减退，而后不食。腹泻，粪便呈糊状，污染肛周，有的因粪便干结封住肛门而影响排便,肛周发炎而引起疼痛,常发出尖锐叫声,最后因呼吸困难和心力衰竭而死亡。有的病鸡出现眼盲,或肢关节肿胀而跛行。病程短的1天,一般为4~7天,3周龄以上鸡病程较长,且极少死亡,但生长发育不良,成为慢性或带菌者。

成年鸡感染后常无临床症状。但母鸡产蛋量下降,受精率降低,极少数鸡表现精神沉郁、腹泻、产蛋停止等。有的因发生卵黄囊炎而引起腹膜炎,腹膜增生而呈"垂腹"现象,有的成年鸡可呈急性发病。

(2)禽伤寒　潜伏期一般4~5天。急性发病初期体温升高至43~44℃,呼吸加快,精神沉郁,羽毛松乱,食欲废绝,鸡冠和肉髯发绀或苍白。腹泻明显,排出黄绿色、黄白色或灰白色水样稀便,部分病例粪便带血或恶臭味。严重病例张口呼吸、甩头或发出"咯咯"声,可能出现跛行或跗关节肿大。慢性病例表现为消瘦、产蛋量下降,部分鸡无明显症状但成为带菌鸡。个别病鸡出现慢性腹膜炎,呈现"企鹅式站立"姿势。幼雏感染后死亡率高,症状与鸡白痢类似,表现为虚弱、肛门粘有白色粪便,呼吸困难或突然死亡。

(3)禽副伤寒　急性型以雏禽为主,表现为怕冷扎堆、闭眼缩头、羽毛蓬乱,常伴随食欲废绝和姿态异常(如垂翅、震颤)。腹泻明显,粪便呈浅粉红色或灰白色水样稀便,肛周羽毛被粪便污染,排便时发出痛苦叫声。部分病例出现咳嗽、呼吸困难,偶见咳出血样渗出物或黄色干酪样假膜,多见于气管病变。

慢性型以成禽为主,病禽以消瘦、脱水为特征,产蛋量显著下降,卵巢萎缩或卵泡变形,部分发展为弥漫性腹膜炎,呈现"企鹅式站立"姿势。少数病例出现头颈扭曲、转圈运动或共济失调。

2. 猪沙门菌病

猪沙门菌病又称仔猪副伤寒,主要是由猪霍乱沙门菌、猪霍乱沙门菌变型、猪伤寒沙门菌、猪伤寒沙门菌变型,还有鼠伤寒沙门菌、肠炎沙门菌、德尔卑沙门菌引起仔猪的一种传染病。潜伏期短则数天,长达数月。

急性型(败血型)多见于断乳前后的仔猪,突然发病死亡,或突发性高热至 41~42℃，呼吸急促，食欲废绝，鼻端干燥，偶见呕吐。初期便秘，后期腹泻，粪便恶臭带血或黏液，腹部皮肤出现紫红色斑块，耳部、四肢内侧皮肤呈青紫色。部分病例出现腹痛症状，表现为弓背尖叫或后肢麻痹。

慢性型（肠型/下痢型）表现周期性腹泻，排灰白色、淡黄色或暗绿色粥样粪便，混有坏死组织和血液。消瘦、脱水，腹部和四肢皮肤出现湿疹样病变，眼结膜潮红且有脓性分泌物。病程后期可能出现肺炎症状，如咳嗽、流鼻液或呼吸困难。

3. 牛沙门菌病

牛沙门菌病主要由鼠伤寒沙门菌、都柏林沙门菌、纽波特沙门菌以及肠炎沙门菌引起。潜伏期长短不一，依牛的年龄、体质、入侵细菌的种类、数量和毒力不同而有差异，短则数天，长的可达数月，临床上分为急性型、亚急性型和慢性型。

犊牛以急性型为主，多突发高热至 40~41℃，精神沉郁，食欲废绝，呼吸急促，多呈腹式呼吸，脉搏加快，后期迅速脱水、消瘦。初期便秘，随后剧烈腹泻，排出灰黄色或暗绿色恶臭稀便，粪便中混有黏液、血丝或纤维素絮片。亚急性病例伴随腹痛，后肢踢腹、腕关节、跗关节等处关节肿大，有的有咳嗽、流鼻液等肺炎症状。病程持续 1~2 周，死亡率可达 50%~75%。

成年牛一般呈慢性型或急性型经过。急性型病体温升高至 40~41℃，食欲废绝，呼吸及心跳紊乱，迅速衰竭、昏迷；腹泻带血块、黏液，恶臭明显，妊娠母牛常发生流产。慢性型病牛多表现周期性腹泻，产奶量下降，隐性感染牛仅短期排菌，部分转为带菌状态。

耐过牛数月后才能完全康复，但感染都柏林沙门菌的牛可数年带菌，感染其他沙门菌的牛，一般从粪便排菌达数周或数月。

4. 羊沙门菌病

羊沙门菌病主要由鼠伤寒沙门菌、羊流产沙门菌、都柏林沙门菌引起，以羔羊腹泻和母羊流产为主。

（1）羔羊腹泻型　急性病例突发高热至 40~41℃，精神沉郁，食欲废绝，剧烈腹泻，粪便呈灰黄色或暗绿色，混有黏液、血丝或坏死组织碎片，散发恶臭。同时伴随腹痛，表现为弓背、蹬腹或尖叫，脱水、眼球下陷、皮肤弹性下降，部分病例出现呼吸急促、咳嗽或流鼻液。病程一般1~5天，死亡率约25%；幸存羔羊可于2周后逐渐恢复。

（2）母羊流产型　妊娠后期母羊体温升高至40~41℃，食欲减退或废绝，精神沉郁，阴道流出黏液性或脓性分泌物，部分母羊出现腹泻。妊娠最后2个月突发流产，产出的活羔羊极度虚弱，常伴腹泻，1~7天死亡；流产母羊可能在流产后或无流产时死亡。

5. 兔沙门菌病

兔沙门菌病是由鼠伤寒沙门菌和肠炎沙门菌引起兔的消化道和生殖道感染的一种传染病，临床上以孕兔高热、流产与脓性分泌物，幼兔急性腹泻及高死亡率为主要临床特征。

妊娠后期的母兔突发高热，体温达41℃，精神沉郁，食欲废绝，渴欲增加，消瘦明显。阴道流出黏液性或脓性分泌物，子宫黏膜充血、水肿，妊娠25天后易流产，流产胎儿多发育不全、木乃伊化或液化。排出带泡沫的灰黄色黏液性粪便，严重时混有血丝或坏死组织碎片。

幼兔表现为剧烈腹泻，粪便含黏液或纤维素絮片，病程3~5天，死亡率高。最急性型病例无临床症状即突然死亡。偶见呼吸急促或咳嗽。

人沙门菌病由多种沙门菌引起，除了伤寒、副伤寒沙门菌以外，以人畜共患的鼠伤寒沙门菌、肠炎沙门菌、猪霍乱沙门菌、都柏林沙门菌、德尔卑沙门菌、纽波特沙门菌、鸭沙门菌等最常见。临床症状可分为3种类型：胃肠炎型、败血症型、局部感染化脓型，以胃肠炎型（即食物中毒）为最常见。

胃肠炎型潜伏期4~24小时；多数患者发病急，畏寒发热，体温一般38~39℃，多伴有头痛、食欲不振、恶心、呕吐、腹痛、腹泻，每天排便多次，呈黄色水样便，恶臭并带有少量黏液，个别病例可混有脓血；病程一般2~4天。败血症型潜伏期1~2周；发病急，畏寒发热，热型不规则或呈间歇热，持续1~3周，血中可查到病原菌，而粪便培养物常为阴性；若医治不及时，可发生死亡。局部感染化脓型患者，在发热阶段或退热以后出现一处或几处化脓病灶，可见于身体的任何部位。

（四）病理变化

1. 禽沙门菌病

（1）鸡白痢 感染鸡白痢沙门菌的雏鸡，卵黄吸收障碍，7日龄内病雏可见脐环愈合不良，卵黄囊吸收不全，呈油脂状或干酪样黄白色物质残留。病程较长者卵黄囊内容物凝固，与肠管粘连，形成腹膜炎。肝脏显著肿大，表面充血并呈现"雪花"样灰白色坏死灶，部分病例有砖红色条纹或点状出血。肺脏形成灰黄色粟粒状结节，质地硬实。心肌表面有灰白色肉芽肿或坏死点，病程较长者可能伴发心包炎。盲肠膨大，内含灰白色柱状干酪样栓塞物（"肠芯"），肠壁增厚，黏膜充血或出血。肠道浆膜面附着纤维素性渗出物，部分病例肠管间粘连。

成年鸡卵巢卵泡萎缩、变形，呈淡青色或铅黑色，内容物干酪化，部分卵泡破裂引发卵黄性腹膜炎。输卵管黏膜充血、水肿，管腔内充满炎性渗出物。肝脏肿大呈土黄色，表面散布坏死灶，质地变脆；脾脏充血肿大，偶见坏死点；肾脏肿大、苍白，输尿管因尿酸盐沉积而扩张。

部分病例可见关节腔内积液，关节肿胀，多见于慢性感染鸡。急性病例可能无明显病变，亚急性或慢性病例表现为全身败血症，内脏器官广泛性充血、出血。

（2）禽伤寒 肝脏显著肿大（2~3倍），呈铜绿色或古铜色，表面散布灰白色粟粒状坏死灶。脾脏充血肿大，可见类似肝脏的坏死点。胆汁充盈呈深绿色，胆囊肿大。小肠黏膜弥漫性出血，大肠黏膜有出血斑，肠管间粘连，部分盲肠有土黄色奶酪样栓塞物。肠道浆膜面附着黄色油脂样物质，呈现卡他性炎症。心肌表面有灰白色坏死点，病程较长者可能出现心包炎。肾脏充血肿大，尿酸盐沉积。母鸡卵巢萎缩或卵泡破裂引发腹膜炎，公鸡睾丸可见坏死灶。

（3）禽副伤寒 肝脏显著肿大，呈古铜色，表面散布灰白色针尖状坏死灶或雪花样坏死区，部分有充血和条纹状出血。脾脏充血肿大，表面可见坏死斑点，质地变脆。心包粘连或积液，心肌表面偶见出血点或肉芽肿。盲肠膨大，内含灰黄色干酪样栓塞物（"肠芯"），肠壁增厚，黏膜糜烂或形成溃疡。小肠（尤其十二指肠）呈现出血性炎症，浆膜面附着纤维素性渗出物，严重者肠管粘连。雏禽卵黄吸收不良，内容物凝固呈油脂状或干酪样，常引发腹膜炎。气管黏膜肿胀、出血，肺脏充血或形成坏死性肺炎病灶。

2. 猪沙门菌病

急性败血症病变多表现全身淋巴结肿大、出血，肝脾充血肿大，表面散布出血斑点，肺脏淤血或水肿。耳部、鼻端及四肢皮肤呈紫红色，皮下脂肪层可见出血点。

慢性型病例多见肠壁增厚，黏膜表面覆盖"麸皮样"坏死物，形成溃疡或糜烂，盲肠内可见灰黄色干酪样栓塞物。肠管间因纤维素性渗出物粘连，浆膜面附着油脂样物质。

有时还可见到肝脏肿大呈土黄色，散在灰白色坏死灶，质地变脆。肾脏苍白、肿大，肾盂和输尿管因尿酸盐沉积而扩张。胃黏膜充血，胃底出血；肺脏可见出血性或坏死性肺炎病灶。

3. 牛沙门菌病

犊牛胃肠黏膜出血性炎症，盲肠与结肠黏膜覆盖纤维素性渗出物，形成糜烂或溃疡，肠系膜淋巴结肿大、出血。脾脏显著充血肿大，肝脏表面散布灰白色坏死结节，肺脏淤血或伴发坏死性肺炎。关节因浆液性炎症而表现腔内积液，严重者继发纤维素性腹膜炎。

成年母牛流产胎儿水肿，胎盘出血、坏死，子宫内膜炎；流产胎儿组织中可分离出病原菌。肠道黏膜坏死、脱落，形成"麸皮样"假膜；肝脏肿大、质地变脆，表面散在坏死灶；肾脏苍白、肿大，肾盂尿酸盐沉积。成年急性病例可见全身淋巴结肿大、出血，皮下脂肪层点状出血。

4. 羊沙门菌病

羔羊腹泻型病死羊真胃和肠道空虚，胃黏膜充血或出血，内容物恶臭。盲肠、结肠肠壁增厚，黏膜覆盖纤维素性渗出物，形成糜烂或溃疡，肠系膜淋巴结肿大、出血；部分病例可见灰黄色干酪样肠栓。

流产型的胎儿死产或出生后 1 周内死亡，多呈败血症病变。流产母羊胎盘出血、坏死，子宫内膜炎；流产胎儿水肿，组织内可分离出沙门氏菌。肝脏肿大，表面散布灰白色坏死灶；脾脏充血肿大，质地变脆。肺脏淤血或伴发坏死性肺炎；肾脏苍白、肿大，肾盂尿酸盐沉积。

5. 兔沙门菌病

典型病理变化集中于肠道坏死性炎症、肝脾肿大及子宫化脓性病变。肠黏膜充血、出血，黏膜下层水肿，盲肠与结肠可见灰白色纤维素性渗出物覆盖，形成糜烂或溃疡。肠系膜淋巴结肿大、出血，部分病例肠壁附凝乳样物或灰黄色干酪样栓子。肝脏表面散布针尖至芝麻粒大小的灰白色或淡黄色坏死灶。脾脏显著肿大（1~3 倍），呈暗红色，质地变脆。肺淤血或坏死性肺炎，肾脏苍白、肿大。

流产母兔子宫肥厚，浆膜和黏膜充血，伴化脓性子宫内膜炎或黏膜溃疡。胎盘出血、坏死，流产胎儿皮下水肿或呈木乃伊化。

（五）实验室诊断

根据流行病学、临床症状和病理变化，只能作出初步诊断，确诊须采集病畜禽的血液、内脏器官、粪便，或流产胎儿的胃内容物、肝、脾等病料，作沙门菌的分离和鉴定。

单克隆抗体技术和酶联免疫吸附试验（ELISA）已用来进行本病的快速诊断，目前实践中常用血清学方法对猪、牛、禽的沙门菌病进行血清学诊断。近年来学者们建立了沙门菌病的分子生物学诊断技术，如 PCR 检测技术和核酸探针杂交技术等。

禽伤寒应注意与鸡白痢、禽霍乱、新城疫、鸡大肠杆菌病进行鉴别诊断。猪副伤寒的亚急性型和慢性型与亚急性和慢性型猪瘟相似，应注意区别，本病也可继发于其他疾病，特别是猪瘟，必要时应作区别性实验诊断。

二、防控措施

(一) 源头控制

平时应坚持自繁自养,防止传染源的侵入。必须引种时,要加强引种检疫与种源净化,严格筛选种畜禽,定期通过血清学或病原检测手段(如凝集试验)淘汰沙门菌阳性个体,阻断垂直传播风险。对家禽的种蛋进行消毒处理,孵化环节严格隔离,避免雏禽早期感染。

要加强对饲料与饮水的管理,确保饲料无污染,避免使用霉变或受污染的原料;饮水系统定期消毒,防止沙门菌通过消化道传播。

(二) 环境管理

搞好卫生与消毒,每日清理圈舍粪便,定期使用次氯酸钠或过氧乙酸等消毒剂对畜禽舍、地面、饲槽及用具消毒,重点处理产房、孵化室等污染区域。养殖场入口要设置车辆消毒池,并定期更换消毒液,对进出人员、车辆严格管控,阻断病原传入。保持圈舍通风干燥,控制温湿度,如雏禽舍温度稳定在 32~35℃,减少应激诱发感染。

(三) 免疫与药物防控

针对猪、牛等动物,可选用本地流行菌株制备的多价灭活疫苗,提升特异性免疫力。仔猪副伤寒活疫苗、牛副伤寒灭活疫苗已在生产中被广泛使用,必要时可根据本场实际情况选择使用。根据不少地方的经验,应用本场或当地分离的菌株制成单价灭活苗,常能收到更好的预防效果。

发病初期,通过药敏试验选择敏感抗生素(如氟苯尼考、恩诺沙星),可收到良好治疗效果,但要避免滥用抗生素,以防产生耐药性。对腹泻病例辅以益生菌或溶菌酶制剂,如噬菌体溶菌酶,调节肠道菌群并分解病原菌。

(四) 生物安全与人员管理

养殖人员操作时要穿戴防护装备,接触病畜后彻底洗手,避免交叉污染。限制无关人员进入生产区,访客须执行消毒流程。对流产胎儿、死禽等采用焚烧或深埋等无害化处理,污染场地彻底消毒。

(五) 监测与应急响应

定期监测，通过粪便、血液或组织样本检测病原，对阳性群体隔离治疗或淘汰。暴发疫情时，立即隔离病畜禽，全场强化消毒，暂停活畜禽流动、交易，必要时上报动物防疫部门。

为防止畜禽沙门菌病传染给人，要养成良好的饮食卫生习惯。不可宰杀病畜禽食用；肉类一定要充分煮熟后食用；家庭和食堂要注意灭鼠，防止被鼠类排泄物污染；注意饮食卫生，不吃病死畜禽肉及内脏，注意饮水消毒，不喝生水；加强对屠宰场、肉类运输和食品厂等的卫生检验与检疫；发现病人及时隔离治疗。

第十二节　日本脑炎（流行性乙型脑炎）

日本脑炎又称流行性乙型脑炎、乙型脑炎，简称乙脑，是由流行性乙型脑炎病毒引起的一种中枢神经系统的急性、人畜共患的自然疫源性传染病。蚊虫为传播媒介，猪以流产、死胎和睾丸炎为特征。

人的乙型脑炎最先发现于日本。1871年日本开始有乙脑流行的记载，1935年从死者脑组织中分离到病毒，发现其抗原性与圣路易脑炎病原不同，首次确定了本病病原。为了与在日本冬季流行的嗜眠性脑炎（甲型脑炎）相区别，故又称本病为乙型脑炎。

人和多种动物包括猪、马、鹿、牛、羊、犬、鸡、鸭均可自然感染。马最易被感染发病，人次之，该病在人和马呈现脑炎症状，猪表现为流产、死胎和睾丸炎，其他家畜和家禽大多呈隐性感染。由于本病重症病死率高，且易造成不同程度的神经系统后遗症，所以一直是严重影响世界公共卫生的主要疾病之一，被世界卫生组织列为需要重点控制的传染病。《中华人民共和国传染病防治法》将其列为乙类传染病。日本脑炎被列入《人畜共患传染病名录》和多种动物共患的二类动物疫病。

一、诊断方法

(一) 病原

乙型脑炎病毒为黄病毒科、黄病毒属的成员。病毒颗粒呈球状，直径为 30~50 纳米，基因组为单股正链 RNA，二十面体对称，外层包裹包膜，包膜表面含有血凝素。该病毒在低温环境中可长期存活，且能在动物（如猪）、鸡胚及组织培养细胞中增殖。

(二) 流行特点

我国是日本脑炎发病率最高的国家，占世界总发病人数的 80%以上。目前为止我国除新疆、青海、西藏无日本脑炎病例报道外，其他省份均有日本脑炎病例发生。乙型脑炎是一种自然疫源性疾病，有明显季节性，多发生于 7—9 月蚊虫滋生繁殖和活动季节。除热带地区一年四季散在发生外，亚热带和温带地区有严格的季节性，绝大多数病例集中在 7—9 月，占全年发病数的 80%~90%。我国华中地区流行高峰在 7—8 月，华南比华中早 1 个月，华北比华中迟 1 个月。猪群中的流行特征为感染率高，发病率低，一般为隐性感染，绝大多数在病愈后不再复发，成为带毒猪。一般来说，猪的自然感染高峰比人日本脑炎流行高峰早 3~4 周。

猪日本脑炎的主要传染源为带毒动物，其中猪和马是最重要的动物宿主和传染源。马是病毒的天然宿主，猪是病毒的增殖宿主和传染源，病毒通过蚊→猪→蚊循环，使日本脑炎病毒不断扩散。鸟类也是本病毒的重要储存宿主。鸟类感染后能产生较高滴度的病毒血症。在日本从多种鸟类血液中查到日本脑炎病毒的抗体，且从苍鹭的雏鸟中分离出日本脑炎病毒。除猪和鸟类之外，牛、羊、蝙蝠等其他动物均可感染乙型脑炎病毒而成为本病毒的储存宿主和传染源。

主要通过蚊虫（库蚊、伊蚊、按蚊等）叮咬传播，其中最主要的是三带喙库蚊。越冬蚊虫可以隔年传播病毒，病毒还可能经蚊虫卵传递至下一代。病毒的传播循环是在越冬动物及易感动物间通过蚊虫叮咬反复进行的。猪还可经胎盘垂直传播给胎儿。

马属动物、猪、牛、羊、鸡和野鸟都可感染。马最易感，猪不分品种和性别均易感染，其中幼畜易感性最高。人亦易感，主要是通过蚊虫（三带喙库蚊）等媒介昆虫叮咬感染。一般以 10 岁以下儿童发病为主，约占病人总数的 80% 以上，成人大多为隐性感染。

（三）临床症状与病理变化

1. 马

3 岁以下幼驹，特别是当年驹多发病，成年马多为隐性感染。潜伏期 4~15 天。病初体温高达 39.5~41℃，精神不振、食欲减退、头颈下垂、避光，部分病马经 1~2 天体温恢复正常，食欲增加并逐渐康复。有些病马由于病毒侵害脑和脊髓，表现为精神沉郁，全身反射迟钝，低头垂耳、呆立、两肢交叉或做圆圈运动，走路摇晃、歪斜，严重时站立不稳、后躯麻痹，卧地不起，四肢呈游泳状。少数病马表现兴奋、狂暴不安、乱冲乱撞，后期卧地不起、麻痹衰竭而死。一般病马多为沉郁和兴奋症状交替出现。

肉眼病变不明显。脑脊髓液增多、脑膜和脑实质充血、出血、水肿，肺水肿，肝、肾浊肿，心内外膜出血，胃肠有急性卡他性炎症。脑组织学检查，有非化脓性脑炎变化。

2. 猪

人工感染潜伏期一般为 3~4 天。患病猪表现为体温突然升高达 40~41℃，呈稽留热，精神沉郁，食欲减少，结膜潮红，粪便干燥如球状，附有黏液，尿深黄色；有的病例后肢呈轻度麻痹，关节肿大；个别表现明显神经症状，视力减弱，乱冲乱撞，最后后肢倒地而死。母猪、妊娠新母猪感染乙脑病毒后无明显临诊症状，常在妊娠后期突然发生流产，流产前有轻度的减食和发热，流产后临床症状减轻而恢复正常，且不影响下一次配种。流产或分娩时才发现产生死胎、畸形胎或木乃伊胎等症状。公猪常发生睾丸炎，多为单侧性。初期一侧或两侧睾丸肿大，较正常睾丸大半倍到 1 倍，触诊有热痛感，数日后炎症消退，睾丸逐渐萎缩变硬，性欲减退，并通过精液排出病毒，精液品质下降，失去配种能力而被淘汰。

肉眼病变主要在脑、脊髓、睾丸和子宫。脑膜和脑实质充血、出血、水肿。组织学检查，有非化脓性脑炎变化。睾丸肿胀、实质充血、出血和坏死灶。流产胎儿常见脑水肿，腹水增多，皮下有血样浸润。胎儿大小不等，有的呈木乃伊化。

3. 牛、羊

多呈隐性感染，自然发病者极为少见。牛感染后，主要有发热和神经症状，在发热时食欲消失、呻吟、磨牙、痉挛、转圈以及四肢强直和昏睡。急性者经 1~2 天、慢性者经 10 天左右可能死亡。山羊病初体温升高，全身出现麻痹症状，嘴角流涎，牙关紧闭不能采食和咀嚼，角弓反张，后躯麻痹卧地，约 5 天后死亡。脑组织学检查，均有非化脓性脑炎变化。

4. 鸡

表现为羽毛松乱、沉郁、两翅下垂、嗜睡，最后倒地死亡。可见到脑与脑膜的充血、出血和非化脓性脑炎变化。

人乙型脑炎多发于 10 岁以下儿童，潜伏期为 4~21 天，一般为 10~14 天。临床症状主要表现为发病突然，发热、头痛、喷射性呕吐，发热 2~3 天后出现不同程度的意识障碍，重症患者可出现全身抽搐、强直性痉挛或瘫痪等中枢神经症状，严重病例出现中枢性呼吸衰竭。一般于体温正常后，多数患者的脑系症状及体征亦同时消失，愈后少数人可能留有失语、四肢软弱、精神错乱、痴呆等后遗症。根据病情轻重，临床上可将乙脑分为轻型（神志清醒、无抽搐）、中型（脑膜刺激征明显，偶有短暂抽搐）、重型（神志昏迷，反复或持续抽搐，浅反射消失，恢复期多有严重神经症状）、极重型（深度昏迷，频繁强烈抽搐，早期常出现瞳孔改变及呼吸浅表或不规则等呼吸衰竭表现，脑水肿，脑疝，幸存者常有严重的后遗症）。尸体解剖可见软脑膜充血，脑回变宽稍扁，脑沟变窄，切面可见充血和水肿或有点状出血，并可见不同大小的软化灶。组织学检查在大脑、小脑和脊髓中可见神经元实变和坏死，有噬神经细胞以及血管周围有淋巴细胞套形成。蛛网膜下腔血管周围有单核及淋巴细胞浸润。周围有胶质细胞和炎性细胞浸润，病灶呈圆形或椭圆形，以后可形成钙化或空腔。在丘脑核、大脑皮质及脑膜中可见由血循环障碍引起的白细胞渗出、出血，血浆或纤维素渗出以及脑皮质的退行性病变。

(四) 实验室诊断

根据本病地区性及季节性等流行特点（严格的季节性和散发）、典型的临床表现（多发于幼龄动物，明显的脑炎、公猪睾丸炎、母猪流产等临床症状）、病理组织学检查（典型的非化脓性脑炎）作出初步诊断。确诊须进行病毒分离与鉴定及血清学、分子生物学等方法。

人患本病须与结核性脑膜炎、化脓性脑膜炎及其他病毒性脑膜炎相区别。马乙脑应与传染性脑脊髓炎、狂犬病、破伤风、肉毒素中毒等相区别；猪乙脑应与伪狂犬病、猪病毒性脑脊髓炎（捷申病）和血凝性脑脊髓炎、布鲁氏菌病、猪繁殖与呼吸综合征、细小病毒病、弓形虫病、猪瘟等进行鉴别诊断。

二、防控措施

(一) 防治措施

在日本脑炎流行季节前1~2个月，接种猪乙型脑炎活疫苗预防，免疫期为12个月。使用时，按瓶签注明的头份，用专用稀释液稀释成每头份1毫升。每头注射1毫升。6~7月龄后备种母猪和种公猪配种前20~30天肌内注射1毫升，以后每年春季加强免疫1次。经产母猪和成年种公猪，每年春季免疫1次，肌内注射1毫升。在乙型脑炎流行地区，仔猪和其他猪群也应接种。

消灭传播媒介，防蚊、灭蚊是预防和控制乙脑流行的根本措施，可以切断传播途径，减少人群和畜群的感染机会。在蚊虫活动季节注意饲养场的环境卫生，经常进行沟渠疏通以排出积水、铲除蚊虫滋生地，定期对稻田、畜圈、厕所等三带喙库蚊滋生地进行生态和药物灭蚊。冬季还应设法消灭越冬蚊。人居室内采取灭蚊、防蚊措施。

加强宿主动物的管理，重点管理好没有经过夏秋季节的幼龄动物和从非疫区引进的动物。在乙脑流行前完成疫苗接种，在流行期间杜绝蚊虫叮咬。搞好家畜、家禽的厩舍及环境卫生，尽量避免人畜同居现象，注意防蚊、灭蚊等。

（二）公共卫生与人员防护

在农村和饲养场要做好猪的饲养环境卫生和免疫接种工作，通过猪日本脑炎的控制，从而降低人日本脑炎的流行。养殖场、兽医、实验室人员等，在接触病畜或病毒污染物前，应穿戴防护服、口罩、手套等防护装备。工作结束后，所有防护装备应就地脱下，洗净消毒，一次性物品应做无害化处理。在日本脑炎疫区的适龄人群及相关工作人员应接种日本脑炎疫苗。

第十三节　猪链球菌Ⅱ型感染

猪链球菌病是由链球菌Ⅱ型引起的人畜共患病，农业农村部将其列为多种动物共患的三类动物疫病。

一、诊断方法

（一）病原

猪链球菌Ⅱ型属于革兰氏阳性球菌，分类学上归为链球菌科，常呈链状排列，具荚膜结构。在组织样本中可见双球状或长链状，菌落形态在血平板上呈α溶血（菌落周围产生不完全溶血环）。需氧或兼性厌氧，在普通培养基中生长不良，厌氧条件下增殖活跃，37℃培养24~48小时可见针尖状菌落。对外界环境抵抗力较强，可在冷冻猪肉中存活并引发散发病例。

主要宿主为猪，尤其定植于猪的上呼吸道（扁桃体、鼻腔）和消化道，健康猪携带率可达20%~40%。

猪链球菌Ⅱ型是致病性最强的血清型，可引发猪的急性败血症、脑膜炎、关节炎及人类脑膜炎、中毒性休克综合征等。

（二）流行特点

猪链球菌Ⅱ型的主要传染源为病猪和带菌猪，病原体通过呼吸道分泌物、皮肤伤口或黏膜接触传播。传播途径以直接接触为主，如屠宰、处理生猪肉时通过开放性伤口感染；次要途径包括食用未煮熟病猪肉或经污染环境间接传播。人类普遍易感，但感染风险以屠宰、养殖从业者为主，主要通过接触病猪或带菌猪的血液、体液，属于人畜共患病病原，但人传人罕见。

全年均可发生，但高温潮湿季节（7—9月）暴发率最高，与蚊虫活动、卫生条件恶化及猪群应激增加相关。

猪群中，以4~11周龄仔猪和中猪易感性高，败血症型、脑膜脑炎型多见于仔猪，化脓性淋巴结炎型多见于中猪，成年猪较少发病。发病率约25%，病死率可达30%~50%，败血症型病死率高达80%。

多呈地方性散发或突然暴发，如1998年江苏、2005年四川的集中暴发案例。卫生条件差、气候剧变、长途运输等，易导致猪群免疫力下降和病原扩散，是重要的诱发因素。

猪链球菌Ⅱ型是重要的人畜共患病病原，人类感染可引发脑膜炎、中毒性休克综合征，须警惕接触病猪或未规范处理猪肉的风险。

（三）临床症状

猪链球菌Ⅱ型感染的猪群，可表现为败血型、脑膜炎型、关节炎型和淋巴结脓肿型等类型。

1. 败血型

分为最急性、急性和慢性三类。最急性型发病急、病程短，常无任何症状即突然死亡。体温高达41~43℃，呼吸迫促，多在24小时内死于败血症。急性型多突然发生，体温升高40~43℃，呼吸迫促，鼻镜干燥，从鼻腔中流出浆液性或脓性分泌物。结膜潮红，流泪。颈部、耳廓、腹下及四肢下端皮肤呈紫红色，并有出血点。多在1~3天死亡。慢性型表现为多发性关节炎。关节肿胀，跛行或瘫痪，最后因衰弱、麻痹致死。

2. 脑膜炎型

以脑膜炎为主，多见于仔猪。主要表现为神经症状，如磨牙、口吐白沫，转圈运动，抽搐、倒地四肢划动似游泳状，最后麻痹而死。病程短的几小时，长的1~5天，致死率极高。

3. 关节炎型

关节（尤其前肢）肿胀、疼痛，跛行，关节腔内有淡黄色脓性渗出物，体温和食欲可能正常。

4. 淋巴结脓肿型

颌下、咽部或颈部淋巴结肿胀、硬结，触诊热痛，后期破溃流出绿色脓汁，多发生于中猪及肥猪。

人类猪链球菌Ⅱ型感染后，早期出现类似流感的症状，突发高热（>38.5℃）、畏寒、头痛、肌痛、乏力，伴恶心、呕吐或腹痛。重症表现为脑膜炎、中毒性休克综合征（TSS）和脓毒症。脑膜炎表现的病人，剧烈头痛、喷射性呕吐、颈项强直、意识模糊或昏迷，脑膜刺激征阳性；TSS病人皮肤广泛瘀点/瘀斑、血压骤降、多器官衰竭（如肝肾功能异常、呼吸窘迫综合征）；脓毒症病人皮肤瘀斑、休克及弥漫性血管内凝血（DIC）。此外，还可能出现化脓性关节炎（大关节红肿热痛）、听力或视力下降，偶见化脓性淋巴结炎或心内膜炎。

(四) 病理变化

猪链球菌Ⅱ型感染的病理变化主要表现在以下几个方面。

1. 内脏器官病变

肝脏大面积坏死灶，颜色发黑，质地变脆；肺脏边缘钝化，散在黑色坏死点，部分区域充血或出血；心包膜出血，心外膜可见瘀点或瘀斑。

2. 败血症相关病理

腹腔内大量积液，腹膜及脏器表面广泛充血或纤维素性炎症；脾脏肿大，边缘梗死，部分病例可见肾脏皮质出血点。

3. 神经系统病变

脑膜血管充血，脑脊液浑浊，脑实质水肿（脑膜炎型）。

4. 淋巴结与局部化脓性病变

感染淋巴结中心液化坏死，形成脓腔，周围包裹纤维组织。

(五) 实验室诊断

根据临床症状和病理变化，结合其流行特点可作出初步诊断，确诊须进行实验室检查。

1. 病原学检查

(1) 涂片镜检　采集病猪的肝、脾、肺、关节液或脑脊液等样本，经革兰氏染色后镜检，可见革兰氏阳性球菌，呈单个、成对或短链状排列，部分菌株带有荚膜。人类感染者的脓液、瘀斑或脑脊液直接涂片也可观察到革兰氏阳性球菌。

(2) 细菌分离培养　样本接种于血液琼脂平板，37℃培养24~48小时，可见灰白色、圆形菌落，周围有明显β溶血环；麦康凯琼脂平板上不生长。

分离菌株须进一步通过生化试验（如葡萄糖发酵、精氨酸水解、V-P试验）鉴定。

2. 分子生物学检测

(1) 荧光PCR检测　针对猪链球菌Ⅱ型特有的毒力基因（如荚膜多糖基因、溶血素基因）设计引物，通过实时荧光PCR快速检测病原体核酸，灵敏度和特异性高。操作流程和判定标准可参考国家标准GB/T 19915.7—2005执行。

(2) 菌型鉴定　必要时采用多重PCR或血清学凝集试验区分不同血清型，如Ⅱ型与Ⅰ型、Ⅶ型的差异。

3. 血清学检测

(1) 凝集试验　检测血清中的特异性抗体，适用于群体感染筛查，但须注意交叉反应的可能性。

(2) 酶联免疫吸附试验（ELISA）　定量分析抗体水平，辅助诊断急性感染或流行病学调查。

4. 辅助检查

(1) 血象分析　外周血白细胞总数显著升高，中性粒细胞比例上升伴中毒颗粒，重症患者可能出现血小板减少或贫血。

(2) 脑脊液检查　脑膜炎型感染者脑脊液浑浊，白细胞数升高，蛋白质含量增高，糖和氯化物降低。

(3) 器官功能评估　败血症或休克患者须监测肝肾功能、凝血功能（如DIC指标）及血气分析。

5. 动物接种试验

将分离菌株制成菌悬液接种实验动物（如小鼠、家兔），观察是否出现败血症或脑膜炎症状，剖检可见与自然感染相似的病理变化。

二、防控措施

（一）生物安全与环境卫生

病死猪立即进行深埋或焚烧等无害化处理，病猪及时隔离治疗，带菌母猪应淘汰。猪舍内粪便、污染物及时清理，环境及用具使用3%来苏儿液、过硫酸氢钾等消毒剂彻底消毒。清除猪舍内尖锐物体（如铁皮、玻璃片），避免外伤感染；新生仔猪结扎脐带后须用碘酊消毒。执行"全进全出"饲养模式，减少不同批次猪群交叉感染。

（二）免疫接种

使用猪链球菌病灭活疫苗（马链球菌兽疫亚种+猪链球菌2型）预防C群马链球菌兽疫亚种和R群猪链球菌2型感染引起的猪链球菌病，适用于断奶仔猪、母猪。二次免疫后免疫期为6个月。仔猪每次接种2毫升，母猪每次接种3毫升。仔猪在21~28日龄首免，免疫20~30天后按同剂量进行第2次免疫。母猪在产前45日龄首免，产前30日龄按同剂量进行第2次免疫。

（三）药物预防与保健

保育期、母猪产前等高风险阶段，饲料中添加磺胺类药物（如磺胺嘧啶）、多西环素或氟苯尼考，连续投药7天。微生态制剂可通过生物竞争减少病原菌定植。关节肿胀、外伤等局部感染猪只，可注射青霉素联合地塞米松封闭治疗。

（四）饲养管理优化

饲料中补充多维素、矿物质及优质蛋白，增强猪群免疫力；确保饮水清洁，避免细菌滋生。不同日龄猪只分群饲养，降低密度以减少接触传播风险。

（五）人员防护与监测

接触病猪时须佩戴手套、口罩等防护装备，避免皮肤伤口暴露。定期检查猪群健康状况（如体温、呼吸、粪便等），发现异常及时送检并隔离。

第十四节　旋毛虫病

旋毛虫病是由旋毛虫引起的一种人畜共患寄生虫病。旋毛虫成虫寄生于小肠，称为肠旋毛虫；幼虫寄生于横纹肌，称为肌旋毛虫。人、猪、犬、猫、鼠类、狐狸、狼、野猪等多种哺乳动物均可感染。人旋毛虫病可引起人的死亡。感染来源于摄食了生的或未煮熟的含旋毛虫包囊的猪肉或其他动物肉。该病是肉品卫生检验项目之一，我国农业农村部将其列为多种动物共患的三类动物疫病。

一、诊断方法

（一）病原

旋毛虫成虫为白色线状虫体，前部较细，雌虫体长 3~4 毫米，雄虫体长 1.4~1.6 毫米；雄虫末端有一对锥形突起，无交合刺，雌虫阴门开口于虫体前 1/5~1/4 处。幼虫寄生于宿主横纹肌内，形成梭形包囊，大小为（0.25~0.3）毫米×（0.4~0.7）毫米，囊内含 1~2 条卷曲幼虫，包囊壁由内外两层构成。

旋毛虫须同一宿主先后作为终末宿主（成虫寄生小肠）和中间宿主（幼虫寄生肌肉）；幼虫在宿主肌肉中形成包囊，可在宿主体内存活数年甚至 20 年。生活史分为成虫、脱囊期幼虫、移行期幼虫、成囊期幼虫 4 个阶段。人或动物摄入含幼虫包囊的肉类后，幼虫在肠道内脱囊并发育为成虫，交配后雌虫产幼虫，幼虫经血液移行至肌肉形成包囊，完成世代交替。幼虫包囊耐低温，-15℃可存活 20 天，在腐肉中可存活 2~3 个月；常规熏制、腌制、暴晒等方式无法完全杀灭幼虫。

旋毛虫广泛寄生于哺乳动物（如猪、鼠、犬、猫等），人类因生食感染动物肉类而发病。致病严重程度与感染幼虫数量、宿主免疫状态密切相关，轻症可无症状，重症可导致心肌炎、脑膜炎等多器官损害。幼虫移行至横纹肌时引发急性肌炎，导致发热、肌肉剧痛及水肿；偶可侵入心、肺、脑等组织引发并发症。

（二）流行特点

旋毛虫病分布于世界各地，已发现150余种哺乳动物可感染旋毛虫，包括啮齿类、食肉动物及杂食动物。几乎所有哺乳动物，甚至某些昆虫均能感染旋毛虫，因此旋毛虫病的流行存在着广大的自然疫源性。并且青壮年多见，男性多于女性。主要传染源以猪、犬、猫、鼠等家养和野生动物为主。其中猪是我国人体感染的主要传染源，而东北地区犬类感染率较高。野生动物如熊、野猪、狼、狐等通过相互残杀或食入感染动物尸体传播。

人类主要通过食用含旋毛虫幼虫包囊的生肉或未完全煮熟的肉类（如猪肉、狗肉、羊肉、野猪肉等）感染。暴发流行多与烹饪不彻底有关。食用涮肉或烤羊肉串时，若肉片过厚或加热时间不足，可能导致感染。

以猪为中心，涉及犬、猫、家鼠等，形成稳定的传播链，是我国主要流行模式。存在于熊、狼、狐等野生动物间，通过捕食或食腐传播，可能通过偷猎或食用野味传染给人。

旋毛虫病呈全球性分布，我国26个省（区、市）报告猪感染，15个省（区、市）有人群暴发病例，云南、东北等地因饮食习惯高发。

人群普遍易感，感染率与年龄、性别无关，但与摄入幼虫数量直接相关。感染后可产生免疫力，再感染症状较轻。生食或半生食肉类（如生皮、腌肉、凉拌肉）、生熟厨具混用等习惯是主要危险因素。

猪等家畜接触传染源（如鼠类）、未严格检疫的肉类流通加剧传播风险。

（三）临床症状与病理变化

旋毛虫对猪和其他野生动物的致病力轻微，往往不显症状。实验感染证实，肉食动物可死于旋毛虫病。家畜感染旋毛虫病的临床症状可依据感染阶段分为以下表现。

肠道期（幼虫侵入期）即感染初期，幼虫侵入肠道黏膜导致炎症反应，畜禽可能出现腹泻、腹痛、食欲减退等消化道症状；急性期（幼虫移行期），幼虫移行至横纹肌形成包囊，引起肌肉疼痛、僵硬，严重时表现为运动障碍或不愿活动，部分病例可能出现发热，伴随嗜酸性粒细胞增多等免疫反应；慢性期（包囊形成期），幼虫在肌肉内形成钙化包囊，导致局部肌肉肿胀、结节，肉眼可见白色针尖状病变。重症感染可能累及心肌或呼吸肌，引发呼吸困难、心律不齐，甚至猝死。

肠旋毛虫侵入黏膜时病变包括肠炎，黏膜增厚，水肿，黏液增多，有出血斑。幼虫进入肌肉病变主要见于横纹肌，偶尔发生于肺、脑等处。肌旋毛虫的致病作用主要是肌肉的变化，如肌细胞横纹消失、萎缩、肌纤维膜增厚等。

人旋毛虫病临床症状可分为由成虫引起的肠型和由幼虫引起的肌型两种成虫侵入黏膜时，引起肠炎，严重时有带血性腹泻。感染后15天左右，幼虫进入肌肉，出现肌型症状，其特征为急性肌炎，发热和肌肉疼痛；同时出现吞咽、咀嚼、行走和呼吸困难；脸特别是眼睑水肿，食欲不振，显著消瘦。大部分患者感染轻微，不显症状；严重感染时多因呼吸肌麻痹，心肌及其他脏器的病变和毒素的刺激等而引起死亡。轻症者，肌肉中幼虫形成包囊，急性和全身症状消失，但肌肉疼痛可持续数月之久。

(四) 实验室诊断

旋毛虫病临床症状表现无特异性，单靠临床症状无法确诊。确诊须进行实验室检查。

1. 血液学检查

(1) 血常规检测　感染后外周血嗜酸性粒细胞显著升高，通常在感染后第2周达峰值，是重要辅助诊断指标。重症感染或免疫功能低下者可能不升高。

部分患者可伴贫血、白细胞总数增加及球蛋白水平异常。

(2) 血清学检测　酶联免疫吸附试验（ELISA），检测旋毛虫特异性IgG抗体，灵敏度和特异性较高，适用于早期和轻度感染诊断。间接荧光抗体试验（IFA）用于检测抗体，与ELISA互补。环蚴沉淀试验对早期感染敏感,但对慢性感染无诊断价值。

此外,间接血凝试验、乳胶凝集试验等也可用于抗体检测。

2. 病原学检查

(1) 肌肉活检　取腓肠肌、三角肌等横纹肌组织压片镜检,直接观察幼虫囊包,是确诊的"金标准"。轻度感染者可能漏检。

(2) 残余肉类检查　对可疑感染的生肉标本进行消化处理,离心后镜检幼虫,或喂食实验动物(如大鼠)后观察肠道内幼虫。

(3) 分子生物学检测　聚合酶链反应可检测旋毛虫DNA,快速且特异性高,适用于早期诊断。

3. 其他辅助检查

脑型病例脑脊液检查时偶见幼虫,并伴嗜酸性粒细胞增多;X线、CT或超声可显示肌肉炎症、水肿或钙化灶,但无特异性。部分患者出现蛋白尿、管型尿,或白蛋白/球蛋白比例倒置。

结合流行病学史(生食肉类史)及典型症状(发热、肌痛、水肿),检测嗜酸性粒细胞水平。ELISA或IFA检测抗体血清学验证,若阳性则支持诊断。确诊依据是在肌肉活检中发现幼虫囊包或PCR检测阳性。

二、防控措施

旋毛虫病的防控须从传染源管理、传播途径阻断及宿主保护三方面综合实施,具体措施如下。

(一) 切断传播途径

需要加强饮食管理。禁止生食或半生食肉类,避免食用未经彻底煮熟的猪肉、狗肉、野味等哺乳动物肉类及制品(如腊肠、腌肉),肉类须加热至内部温度达71℃以上(致死幼虫须55℃持续加热)。特殊烹饪场景(如涮肉、烤肉)须确保肉片厚度适宜且加热时间充足。规范食品加工卫生,生熟厨具严格分开使用,防止生肉屑污染熟食或餐具。

(二) 加强肉类检疫与流通监管

严格肉类检验制度,严格执行生猪"定点屠宰,集中检疫"政策，未经检疫或感染肉类禁止上市销售，阳性肉品需销毁或无害化处理。库存肉类须通过低温冷冻处理，-20℃冷冻24小时或-15℃冷藏20天，以灭活幼虫。

（三）规范养殖管理

不断改进饲养方式，推行工业化养猪场，使用颗粒饲料喂养，避免用未煮熟的泔水、洗肉水或含肉屑饲料饲喂猪只；实行圈养制，减少猪与鼠类、野生动物接触；加强养殖环境消毒与驱虫，定期清理猪舍粪便，加强环境消毒，使用丙硫咪唑、伊维菌素等药物对猪群实施周期性驱虫。

（四）宿主与环境控制

通过灭鼠、处理野犬及野生动物（如狐狸、狼等），消灭保虫宿主，减少环境中旋毛虫宿主密度。病猪尸体须焚烧或深埋，粪污经生物发酵后方可作肥料使用。

（五）加强病例管理与治疗

对确诊患者要及时治疗，首选阿苯哒唑、甲苯咪唑等药物驱杀成虫及幼虫，疗程5~7天。重症病例须对症支持治疗（如控制炎症反应、缓解肌痛）。加强健康教育与监测，在流行区普及旋毛虫病知识，重点宣教生食风险及规范烹饪方法；建立疫情监测体系，对暴发疫情及时溯源并阻断传播链。

第十五节　囊尾蚴病

囊尾蚴病也称猪囊虫病，是由猪带绦虫的幼虫猪囊尾蚴寄生于人、畜组织器官所致的疾病，分别于2010年和2014年被世界卫生组织和联合国粮农组织列为被忽视的热带病和被忽视的人畜共患病。囊尾蚴病呈世界性分布，在许多地区仍是一种重要公共卫生问题。猪是猪带绦虫的重要中间宿主，人是终末宿主。人食入猪带绦虫虫卵是引起人囊尾蚴病的主要原因，当摄入被猪带绦虫虫卵污染的食物，或猪带绦虫病患者因呕吐或肠道逆蠕动，造成绦虫孕节返流入胃而造成感染，虫卵在人体内发育成幼虫囊尾蚴，引起囊尾蚴病。囊尾蚴主要分布在中枢神经系统，也可侵入肌肉、眼睛和皮下组织等，前者称之为神经系统囊尾蚴病，常引起患者出现癫痫、头痛、头晕等症状。

在我国，囊尾蚴病为一种古老的人兽共患寄生虫病，曾是重要的公共卫生问题之一，随着经济社会的发展和寄生虫病防控工作的开展，目前该病在全国范围内呈低水平流行，但西南局部地区仍呈高流行状态。

一、诊断方法

(一) 病原

猪带绦虫的成虫体长 2~7 米。头节呈圆球形，上有 4 个吸盘和 1 个顶突，顶突周围有两排共计 25~51 个小钩。颈节短而窄，后接未成熟节片，最后依序为正方形的成熟节片和长形的孕卵节片。猪囊尾蚴呈白色半透明的小囊泡，长 6~10 毫米，宽约 5 毫米，内含有囊液，囊壁上有一乳白色的小结，其中嵌藏着一个头节。

猪带绦虫寄生于人的小肠，其孕卵节片随粪便排到外界，猪食入孕卵节片或节片破裂后散落出的虫卵而受到感染。虫卵经胃肠消化液的作用，卵壳破碎后六钩蚴逸出，钻入肠壁，随血液被带到全身各部，而以咬肌、心肌、膈肌、舌肌、前肢上部肌肉、股部和颈部肌肉等处居留最多，也可出现在实质器官和脑中，约经 2 个月发育为囊虫。当人吃了未煮熟的带有感染性囊虫的猪肉时，就会遭受感染。此时囊虫翻出头节，吸着在人的小肠黏膜上，经 2~3 个月发育为成虫，并在人体内寄生数年或数十年之久，并不断地向外界排出孕卵节片，成为猪囊虫病的感染来源。

人偶尔会成为猪带绦虫的中间宿主。在不卫生的条件下，人食入粪便中的虫卵而造成感染，或因患者肠逆蠕动（呕吐）时，而使孕卵节片返入胃中，在胃液的作用下，六钩蚴逸出而进入血液循环，再到各组织器官发育为囊虫。囊虫寄生在人的脑、眼等部位时，会严重威胁人的生命。

(二) 流行特点

猪囊虫病呈全球性分布,地方性流行,主要流行于非洲、亚洲、拉丁美洲以及东欧的一些经济不发达国家和地区。我国曾有 26 个省(自治区、直辖市)报道过该病,但主要发生于东北、华北和西北地区及云南、广西与西藏的部分地区。随着我国规模化养猪业的发展,肉食品卫生检验的加强以及人民生活条件的改善,该病已显著下降或不再发生。

猪囊虫病主要是猪-人循环感染的一种人兽共患病。猪是猪带绦虫的中间宿主,人是终宿主。猪囊虫病的发生与流行与人的粪便管理和猪的饲养方式(如散养)密切相关。一般该病发生于经济落后的地区,这些地区往往是人无厕所、猪无圈,甚至还有连茅圈(厕所与猪圈相连)的现象,增加猪接触人粪的机会而造成流行。此外,有吃生猪肉习惯的地区,或烹调时间过短、蒸煮时间不足等,也能造成人的感染。

有研究表明,犬在食入带绦虫虫卵后,也可感染囊尾蚴,表明猪带绦虫生活史的完成不仅是在人和猪之间,也可在人和犬之间。在一些食用狗肉的流行区,如以食用狗肉而闻名的印度尼西亚库布村庄,已证实当地有犬只感染了猪带绦虫,居民面临感染囊尾蚴的风险。因此,相关研究须对犬只在猪带绦虫生活史中的作用进行评估,对犬只的管理也应纳入防控工作中。

囊尾蚴病通常不受季节因素影响,但在西藏和四川等偏僻地区,季节的变化影响着水环境和土壤环境。如旱季到来时,村民很难获取经过卫生处理的饮用水,饲养猪的方式多转为散养,猪群随意排泄,造成环境污染。此外,在旱季或非农忙季节,当地居民常前往大城市务工,致带绦虫传播至非流行区的风险增加,这种情况曾出现在泰国和缅甸边境线的难民中,在印度尼西亚的巴厘岛地区也有类似的现象发生。

(三) 临床症状与病理变化

细颈囊尾蚴主要对仔猪、羔羊和犊牛的致病力较强,有时可引起死亡。症状以感染数量的多寡而异,一般少量感染时不表现显著的病状，多量寄生时可引起病畜虚弱、消瘦和黄疸。如引起急性肝炎、腹膜炎时，则体温升高，呼吸呈胸式而短促，心悸亢进，按压腹部表现疼痛。有的病例由于腹腔内出血，呈现腹围下半部增大下垂。有时幼虫侵入胸腔，亦可引起肺炎、胸膜炎。

猪囊虫病一般无特征性的临床症状。严重感染可导致猪只营养不良、贫血、水肿及衰竭。大量寄生于脑部时可引起神经系统机能障碍，表现为鼻部触痛、强制运动、癫痫、视觉扰乱和急性脑炎，有时可发生突然死亡。大量寄生于肌肉组织的初期时，可出现肌肉疼痛、前肢僵硬、跛行和食欲不振等。寄生于眼结膜下组织或舌部表层时，可见豆状肿胀。猪屠宰和肉品检验时，可发现严重感染的病例。囊虫包埋在肌纤维间，外观似散在的豆粒或米粒，常称有囊虫的猪肉为"豆猪肉"或"米猪肉"。

在急性病程时，可见肝脏体积增大，肝表面粗糙无光，覆有纤维性薄膜，在肝脏表面散布有出血点。在肝实质中可以观察到有虫体移行的虫道，初期虫道内充满血液，后期则呈黄灰色。同时可见有急性腹膜炎，腹腔内腹水较多并混有渗出的血液，液体内含有幼小的囊尾蚴虫体。

目前，对细颈囊尾蚴病尚无有效的诊断和治疗方法，只要在屠宰检疫和尸体进行剖检时，发现了幼虫，即可确诊。

感染猪的生前诊断较为困难，可以检查眼睑和舌部猪囊尾蚴引起的豆状肿胀。可检验屠宰猪的咬肌、腰肌等骨骼肌以及心肌，检查是否有乳白色的、米粒样的椭圆形或圆形的猪囊尾蚴，在钙化后的囊虫的包囊中，可见大小不一的黄色颗粒。肉眼检查法的检出率仅为50%~60%，轻度感染时常会漏检，显微镜观察猪囊尾蚴的压片，可见囊尾蚴的顶突上带有小钩。用于人的一些血清学技术，如间接血凝试验（IHA）、间接荧光抗体技术（IFAT）和酶联免疫吸附试验（ELISA），可用于检测猪血清中的猪囊尾蚴抗体。As-ELISA 可用于检测感染猪血清中的循环抗原。此外，PCR 也可用于猪囊虫病的诊断。

二、防控措施

改善卫生条件是预防和消灭猪囊虫病的重要措施，做到人有厕所、猪有圈，彻底消灭连茅圈，防止猪吃人粪而受到感染；同时，应加强屠宰检疫和肉品卫生检验，如在平均每 40 厘米^2 的肌肉断面上发现 3 个以上猪囊虫，则禁止食用，应将胴体废弃并进行无害化处理；3 个以下者，应煮熟或熟制。治疗措施主要用于人，可用吡喹酮对囊尾蚴病人进行治疗。

（一）加强管理，消灭病原

抓好散播病原的动物管理，尤其是做好犬的管理，养殖场内最好不要饲养犬，对野犬要进行捕杀，对警犬、牧羊犬等每年要定期进行驱虫，一般不要少于 4 次。驱虫药首选内服吡喹酮。

吡喹酮对绵羊、山羊大多数绦虫均有高效，10~15 毫克/千克剂量对扩展莫尼茨绦虫、贝氏莫尼茨绦虫、球点斯泰绦虫和无卵黄腺绦虫均有 100% 驱杀效果。对矛形双腔吸虫、胰阔盘吸虫、绵羊绦虫须用 50 毫克/千克才能有效。对细颈囊尾蚴应以 75 毫克/千克，连服 3 天，杀灭效果 100%。对绵羊、山羊日本分体吸虫有高效，20 毫克/千克灭虫率接近 100%。10~25 毫克/（千克·天），连用 4 天，或一次内服 50 毫克/千克，对牛细颈囊尾蚴、耕牛血吸虫有高效。对犬豆状带绦虫、大复孔绦虫，猫肥颈带绦虫、乔伊绦虫有高效；对细粒棘球绦虫、多房棘球绦虫须用 5~10 毫克/千克剂量，才能驱净虫体，对 1~14 日龄幼虫应用更高剂量；对曼氏迭宫绦虫、宽节裂头绦虫必须按 25 毫克/（千克·天），连用 2 天。吡喹酮对猪细颈囊尾蚴有较好效果。

用药后 3~4 天，其排出的粪便以及垫草都要彻底收集起来烧毁。畜舍、饲料、饮水要防止被犬粪污染，这是防控本病的一个重要环节。

（二）提高机体的抵抗力

提高机体的抵抗力是预防寄生虫病的关键措施。保持家畜高度、稳定的抵抗力，不仅可以防止寄生虫的侵入，还可以阻止寄生虫侵入后继续发育，甚至将寄生虫包埋或致死，将感染寄生虫的数量降至最低。在养殖生产中，要确保营养平衡、全价，适当地增加饲料中蛋白质、维生素、微量元素的含量，增加青绿饲料的饲喂量，提高机体的抗感染能力。

一般来说，成年动物对寄生虫病的抵抗力较强，不易感染，即使感染病情较轻，甚至没有症状，也是最危险的传染源。幼畜的抵抗力较弱，易感染发病，死亡率也相对较高。

（三）做好病畜的屠宰管理

小心处理带有细颈囊尾蚴的病畜内脏，不准把有病的内脏喂犬，如果要把这些器官当作饲料，必须煮熟才能利用。防止犬进入屠宰场和肉品加工场内偷吃带病内脏。

第十六节　李氏杆菌病

李氏杆菌病又名旋转病或李斯特菌病，是由产单核细胞李氏杆菌引起的一种重要的人畜共患传染病。该病发病率较低，但致死率很高。各种年龄、不同种类的畜禽和野生动物以及人类均可感染李氏杆菌而发病，主要以幼龄和妊娠母畜较易感，且发病较急。家畜主要表现为脑膜脑炎、败血症和妊娠母畜流产。家禽和啮齿类动物则表现为坏死性肝炎和心肌炎。人感染后症状不一，以脑膜炎多见。该病被列入我国《人畜共患传染病名录》和多种动物共患的三类动物疫病。

自1926年首次分离到本病病原后，李氏杆菌病现已呈世界性分布。近年来因食品污染本菌而引起的食品中毒病例频繁发生。作为一种重要的食物源性传染病，李氏杆菌病在世界范围内对食品安全及人类健康造成极大的危害。目前，美国、欧盟等一些国家和地区都对食品中李氏杆菌的污染非常重视，并建立了李氏杆菌的多种快速检测方法。我国近年来也将食品中李氏杆菌的污染检测作为一项必检的安全指标。

一、诊断方法

(一) 病原

本病的病原是李氏杆菌(李斯特菌),根据属间的异质性,特别是 DNA 多核苷酸序列、毒性和分解糖的能力,将其分为单核细胞增生李氏杆菌、伊氏李氏杆菌、无害李氏杆菌、韦氏李氏杆菌和塞氏李氏杆菌 5 个种。仅有单核细胞增生李氏杆菌对人类及动物致病,其他菌株(如英诺克李斯特菌)无致病性。单核细胞增生李氏杆菌在宿主体内产生溶血素,破坏宿主细胞膜,促进细菌侵入巨噬细胞并逃避溶酶体杀伤;通过细胞内寄生和播散,引发败血症、脑膜炎等严重感染。

李氏杆菌为革兰氏阳性短杆菌或球杆菌,大小为 (0.4~0.6) 微米×(0.5~2) 微米,常呈单个散在、"V" 形或短链状排列,老龄菌体易脱色呈革兰氏阴性且两极浓染,易误认为双球菌。22~25℃ 时菌体可形成 4 根鞭毛,具有运动性;37℃ 时鞭毛减少或消失,运动性减弱。无芽孢,在血清葡萄糖蛋白胨中可形成黏多糖荚膜,但在常规培养条件下一般不形成荚膜。李氏杆菌需氧兼性厌氧,最适生长温度为 25~42℃ (以 35~37℃ 最佳),pH 适应范围广 (5.6~9.8),但在酸性环境(pH 值<5.6)下易死亡。低温环境下仍可存活,4℃ 下仍能缓慢生长(如冰箱冷藏食品中)。耐盐(10% 氯化钠)和低温(4℃ 可存活数周),但对热敏感,55℃ 加热 30 分钟或常规巴氏消毒可灭活。

对多种抗生素敏感,包括青霉素、氨苄西林等。普通琼脂上生长不良,须添加血清、血液或葡萄糖以促进生长;在血琼脂上形成狭窄的 β 溶血环。亚碲酸钾琼脂上菌落呈黑色、隆起,直径约 0.6 毫米;麦康凯培养基上不生长。半固体培养基中沿穿刺线呈弥散性生长,形成倒伞形松树状结构。

能发酵多种糖类(产酸不产气),过氧化氢酶、甲基红及 V-P 试验阳性,不产生吲哚和硫化氢。根据菌体(O)和鞭毛(H)抗原差异,可分为多个血清型,其中 1/2a、1/2b、4b 等型别与人类疾病密切相关。

(二) 流行特点

李氏杆菌的宿主非常广泛，可感染至少42种哺乳动物和22种鸟类，家畜家禽中绵羊、牛、猪、兔、鸡、火鸡、鹅易感性较高，野生动物（如啮齿类、狐狸）及人类均易感。幼龄动物（如仔猪、犊牛）更易发病且病程急、致死率高。人类感染多见于免疫功能低下者，如孕妇、新生儿、老年人及免疫缺陷患者，可引发败血症、脑膜炎或导致孕妇流产。

多呈散发性流行，同一群体中仅少数个体发病，但致死率可高达20%~30%。家畜（如牛、羊）病例多集中在冬季和早春，可能与低温环境下病原体存活时间长及宿主抵抗力下降有关。饲养管理、卫生条件不好，舍内猪只拥挤，运动不足等都是本病的诱因。

李氏杆菌病一般可经消化道、呼吸道、眼结膜等传染，也可经过吸血昆虫的刺螫和外伤等传染。由于病原体广泛存在于土壤、污水、饲料、动物粪便及生食食品（如未煮熟的肉类、乳制品）中，可通过污染的食物链传播。李斯特菌在4℃冷藏环境中仍可繁殖，导致冷藏食品长期携带活菌。孕妇感染后可通过胎盘导致胎儿感染，引发流产或新生儿败血症。

(三) 临床症状

因感染动物种类不同，李氏杆菌病的临床表现多样，家畜中主要表现为脑膜脑炎（如共济失调、转圈）、败血症及孕畜流产，猪群中常见神经症状（抽搐、划水样运动）和急性死亡。啮齿动物、野禽等常作为无症状携带者，成为环境中持续传播的储存宿主。

牛、羊李氏杆菌病以神经系统症状为主，体温升高至40~41℃，精神沉郁，食欲废绝，行动迟缓或转圈运动。头颈偏向一侧，颈部僵硬，角弓反张，意识模糊，最终昏迷并四肢呈游泳状划动。部分病例出现脑膜脑炎相关的共济失调或癫痫样抽搐。孕畜流产（妊娠后期多发），流产胎儿可见败血症或坏死性肝炎病变。急性病例皮肤发绀，内脏器官（肝、脾）出现脓肿或肉芽肿。

猪急性型李氏杆菌病突发高热至 41~42℃，呼吸急促、咳嗽，口鼻流出脓性分泌物，皮肤发红。中枢神经系统受损，步态蹒跚、头颈震颤，严重者数小时内死亡。慢性型病猪持续性低热，食欲减退，生长停滞，偶发关节炎或脑炎症状。

鸡李氏杆菌病表现脑膜脑炎型，表现为头颈歪斜、共济失调或瘫痪。同时，肝脏肿大并伴坏死灶，心肌炎导致心包积液或猝死。鹅潜伏期数天至 2 个月，常突然死亡，无明显前驱症状。家兔以败血症和神经症状为主，出现斜颈、眼球震颤及转圈行为。啮齿类（储存宿主）多呈隐性感染，无明显症状但持续排菌。

李氏杆菌对人是条件性致病菌，其感染的发生不仅取决于该菌本身，而且取决于宿主的健康状况，一般并不对具有强健免疫系统的健康个体致病。李氏杆菌能够生存于免疫能力减弱的人体中，如未出生的胎儿、婴儿、孕妇（尤其在妊娠的中期和后期）、老年人、体虚者以及接受皮质类固醇治疗和血液透析者的体内。

李氏杆菌病在健康个体一般不引发症状，或仅引起轻度的胃肠炎。严重的李氏杆菌病可发生其他感染，如脑膜炎、败血症、心内膜炎、脓肿、流产、骨髓炎、脑炎、局部病变或微肉芽肿（发生在脾脏、胆囊、皮肤和淋巴结）。李氏杆菌病最常见的临床表现是败血性流产、新生儿败血症和成人败血症、脑膜炎和脑膜脑炎。

（四）实验室诊断

由于李氏杆菌病常呈散发，症状和病变不典型，需要实验室检查才能确诊。

1. 染色镜检

采取肝、脾、脊髓液及脑桥等病料涂片，革兰氏染色，显微镜检查，能发现两端钝圆、无芽孢及荚膜，能运动的呈"V"形排列的紫色小杆菌，但确诊还要做细菌分离培养。

2. 细菌分离培养

将上述病料接种到普通培养基或肝汤琼脂上 37℃ 培养。肝汤琼脂上形成圆滑透明露滴状菌落，当用反射光线检查时，菌落呈乳黄色 β 溶血。肉汤培养微浑浊，有灰黄色颗粒沉淀。

3. 动物试验

用家兔、豚鼠、小鼠及大鼠，接种后 48 小时内死亡，剖检可见肝脏坏死病灶。

4. 血液学检查

血液白细胞总数升高，单核细胞达 8%~12%。血清的快速诊断，用荧光抗体技术；还可选用凝集试验和补体结合试验。

国外研究人员不断探索免疫学和分子生物学的快速检测方法，取得了很大的成绩。如改良凝集试验、免疫酶分析法、分子生物学方法等，提高了诊断的准确性。

猪李氏杆菌病应与猪的伪狂犬病、传染性脑脊髓炎、猪血凝性脑脊髓炎等鉴别诊断。

二、防控措施

病原体对低温、高盐及酸性环境耐受性强，常规食品储存条件难以完全灭活，治疗难度大；部分菌株对常用抗生素（如青霉素类）敏感性下降，需结合药敏结果治疗。

由于李氏杆菌的血清型变种较多，而且属胞内菌，主要的免疫应答是细胞免疫，所以至今尚无有效的疫苗应用于实践。防控该病，不要从疫区引入畜禽；发病时应对病畜进行隔离、消毒和治疗。加强饲养管理和卫生消毒，注意猪舍的环境卫生，经常清扫、冲洗，每周消毒 2~3 次；长途运输过程中注意保暖，不要过于拥挤，给予充足的饮水和抗应激药物，夏季运输过程中要防暑防晒，注意通风；做好灭鼠、灭蚊、灭蝇和消灭寄生虫的工作。使猪群保持高水平的抗感染能力。

由于人对李氏杆菌有易感性，所以从事与病畜禽有关的工作人员应加强个人防护，加强食品中李氏杆菌的检测，病畜、禽的肉和其他产品须经杀菌处理后才可以利用。

第十七节　类鼻疽

类鼻疽或称伪鼻疽，是由伪鼻疽伯氏菌感染所致的人畜共患性传染病，临床上多无特异性体征。该病主要感染猪和羊。可表现为化脓性病灶播散所致的暴发性败血症，或有肺部空洞的慢性结核样疾病。多呈慢性经过，由于该病病原常存在于地表和泥土中，因此，该病又称为泥土病，被列入我国《人畜共患传染病名录》和多种动物共患的三类动物疫病。

1912年类鼻疽首先在缅甸仰光发现。但在相当长的时间内并没有引起人们的注意，直至20世纪60年代美军在越南战争中因本病而遭到损失后，才引起美军和东南亚地区卫生部门的注意。本病主要分布于南北回归线之间的热带、亚热带地区，特别是东南亚和澳大利亚。近年发现其分布有从传统流行地区向外扩散的趋势，但大量病例仍发生于东南亚、南亚、中西非、中美洲以及大洋洲北部等地区。本菌适于热带国家潮湿的土壤，如水稻田和烂泥中，我国1975年首次在海南发现本病，进一步调查证实广东、广西、海南和台湾等地均有本病存在。

一、诊断方法

(一) 病原

本病的病原为伪鼻疽伯氏菌，旧称伪鼻疽假单胞菌或类鼻疽杆菌。

伪鼻疽伯氏菌长1~2微米，宽0.5~1微米，革兰氏染色阴性短杆菌，形态与鼻疽伯氏菌相似，在致病性、抗原性和噬菌体敏感性等方面也类似。所不同的是有端鞭毛能运动。无芽孢，无荚膜，需氧，在普通培养上生长良好。在加有多黏菌素和先锋霉素的4%甘油琼脂上于37℃培养48~72小时，形成有同心圆的菌落，表面有皱纹，具有霉味和泥土味。在血琼脂上生长良好，缓慢溶血。

本菌的抗原结构复杂，与鼻疽伯氏菌有共同抗原，且各种血清学试验均有交叉反应。根据不耐热抗原的有无，可将本菌分为两个血清型。Ⅰ型具有耐热和不耐热抗原，主要存在于亚洲；Ⅱ型具有耐热抗原，主要存在于非洲和澳大利亚。我国大部分属于Ⅰ型，少数属于Ⅱ型。伪鼻疽伯氏菌可产生两种不耐热毒素，即坏死性毒素和致死性毒素，可使豚鼠、小鼠、家兔感染而致死。此菌产生的内毒素耐热，具有免疫原性。羊、马、猪和啮齿类动物都可能感染本病，但它们与人一样，都是偶然宿主，维持本病流行的连续性作用不大。

本菌在自然条件下抵抗力强，能在土壤和水中存活 1 年以上，但不耐高温和低温，巴氏消毒法可将其灭活，常用消毒药物能将其杀死。此菌对多种抗生素有天然耐药性，但对氟苯尼考、四环素、卡那霉素、磺胺嘧啶和甲氧苄氨嘧啶等较为敏感。

（二）流行特点

多种哺乳动物和人都有易感性。家畜中以猪、羊较易感，马、牛的易感性较低。灵长类动物、犬、猫、兔及禽类也有感染的报道。实验动物中的金黄地鼠和豚鼠敏感，小鼠不敏感。人群对该病普遍易感。类鼻疽的特点是呈地方流行性，隐性感染可能相当普遍，一些东南亚国家居民中人群调查表明有 15%～30% 为血清抗体阳性。动物与人常呈隐性感染，病菌可长期存在体内。因此，可随动物和人的流动将病菌带到新的地区，当动物或人存在某些诱发因素时，可促进本病发生。

类鼻疽是地方性传染病，是热带地区的人畜共患病，其感染来源主要是流行区的水和土壤，不需要任何动物作为它的储存宿主。传染源以往认为与鼠类等野生动物有关，但迄今尚无足够的证据。有报道称，进境动物能将本病引入新的地区，造成暴发流行。病人作为本病的传染源意义较小。

该病可能有 5 种传播途径：破损的皮肤直接接触含有致病菌的水或土壤，这是本病传播的主要途径；吸入含有致病菌的尘土或气溶胶；食用被污染的食物；被吸血昆虫（蚤、蚊）叮咬（动物实验证明伪鼻疽伯氏菌能在印鼠客蚤和埃及伊蚊的消化道内繁殖，并保持传染性达 50 天之久）；有报道认为可通过家庭密切接触、性接触而传播。

人类、家畜（羊、猪、马等）通过污染的水或尘土经皮肤外伤、偶尔经呼吸道或消化道感染，病人和病畜之间并不直接传播。

该菌适宜生长温度为 18~42℃，高温、高湿有利于本菌的生长，因此，本病的分布与气候地理条件有密切关系，夏秋季动物感染阳性率比冬春季高，放牧的山羊比圈养山羊阳性率高，猪、羊可呈地方性流行或暴发流行。人群中以农民的感染率高。

（三）临床症状

自然感染病例潜伏期不明确，病畜常无特殊的临床症状。

1. 猪

猪发病较多。仔猪呈急性经过，病死率高。成猪多呈慢性经过，在屠宰时才被发现。病猪体温升高，精神沉郁，呼吸增数，咳嗽，运动失调或跛行，四肢肿胀，尿色黄并混有淡红色纤维样物。公猪睾丸肿胀。

2. 羊

多数呈慢性经过，缺乏临诊症状。少数呈急性经过，病山羊和绵羊体温升高，食欲减退或废绝。病羊常因肺脏发生脓肿和结节而呈现呼吸困难，呼吸增数，咳嗽，消瘦，有时跛行。绵羊若腰椎、荐椎有化脓性病变时，则后躯麻痹，呈犬坐姿势，但无意识障碍。

发生化脓性脑膜脑炎时，则出现神经症状（步履蹒跚、头颈弯曲或圆周运动）。山羊常在鼻黏膜上发生结节，流黏液脓性鼻液。此外，公山羊的睾丸、母山羊的乳腺也常出现顽固性结节。疫区内放牧的山羊感染率为 10% 左右。

3. 马和骡

常呈慢性或隐性经过，缺乏明显的症状。马自然感染症状复杂，有肠炎、肺炎及脑炎等多种症状。急性病例则表现体温升高，食欲废绝，呼吸困难。有的有急性肺炎症状，有的呈现腹泻及腹痛症状。慢性病例，除上述一般症状外，有的在鼻黏膜上出现结节，流黏液脓性鼻汁。病马逐渐消瘦，腹泻，偶尔在体表形成化脓灶。在我国感染马多呈慢性经过。

4. 牛

无明显症状，但血清阳性率较高。当脊髓形成化脓灶和坏死灶时，可出现偏瘫或截瘫等症状。

5. 犬

较少见，临诊表现为发热、厌食、消瘦，还可发生睾丸炎、附睾炎及包皮水肿，一肢或多肢浮肿而呈现跛行。

6. 人

人对本病的潜伏期不定，短的 4~5 天，长的可达 24 年。人患本病时的症状表现多种多样，故有"似百样病"之称，在临床上可概括为以下 3 种类型。

（1）急性型（或暴发型）　占类鼻疽的 60%。表现为败血症状，潜伏期 3~4 天，病程约 2 周，表现为高热、咳血和胸痛等呼吸道症状，或有腹泻，常伴有肺炎、肾衰竭、脑膜炎以及皮下多发性脓肿等症状，病死率高达 90%，即使使用抗生素治疗，仍有 20% 以上的死亡率。

（2）亚急性型　感染常局限于 1~2 个组织器官，常见有肺炎、肺脓肿、脓胸、肺肉芽肿、肾盂肾炎、前列腺炎、骨髓炎、肝脓肿、脾脓肿、皮肤溃疡、皮下脓肿、蜂窝织炎及脑炎等。病程数周至数月不等。

（3）慢性型　多局限于某一器官，如肺、淋巴结、皮肤、骨及前列腺等，病程可持续数月、数年甚至十几年。多由急性型或亚急性型迁延而来，主要为肺部损害，酷似肺结核。

此外，也可呈隐性感染，病原在体内长期潜伏，可能终身不发病，也可当宿主抵抗力降低（糖尿病、外伤、烧伤和免疫缺陷等）时，突然发病死亡。

（四）病理变化

动物和人感染类鼻疽后，受侵害脏器主要表现化脓性炎症。急性感染时，可在体内各部位发现小脓肿和坏死灶；亚急性和慢性感染病变常局限于某些器官，最常见的受侵害器官是肺脏，其次是肝、脾、淋巴结、肾、皮肤，其他如骨骼肌、关节、骨髓、睾丸、前列腺、肾上腺、脑和心肌也可见病变。

猪主要病变见于肝、脾、肺及淋巴结有多发性脓肿，还可见有传染性肉芽结节，结节中心为干酪样坏死。羊与猪病变相似。马、骡急性死亡的病例在肺、肝和脾见单核细胞积聚形成的小坏死病灶。耐过马的病变集中在肺脏，外观呈结节状，与鼻疽结节相似，但镜下观察，这种结节是以细支气管为中心的灶性肺炎。犬呈现肺炎及脏器内的化脓灶。

人类可在局部组织出现结节与化脓。

（五）实验室诊断

本病由于没有特征性症状，病理变化又多种多样，易被误诊为结核病、鼻疽、布鲁氏菌病、伤寒或真菌病等。因此，需要病原分离鉴定和特异性抗体的检测才能确诊。

1. 病原分离鉴定

采集病畜或病人的血液、痰、脑脊髓液、尿、粪便、局部病灶及脓性渗出物，可以进行细菌标本直接镜检，也可以用含有头孢菌素和多黏菌素的选择性培养基进行分离培养。最敏感的方法是通过腹腔接种金黄地鼠或雄性豚鼠分离本菌，如果动物于接种后3~5天发生睾丸炎及睾丸鞘膜炎，即可将动物处死分离细菌。如果分离不到病原，可继续做下面的检查。抗类鼻疽阳性血清对可疑菌落做凝集试验，或用类鼻疽单克隆抗体做间接ELISA或IFA试验，进行鉴定。

2. 间接血凝试验和补体结合试验

间接血凝价在1∶40以上，补体结合价在1∶10以上具有诊断意义。病后1周即可检测到抗体，4~5周后阳性率可达90%以上。为了区别鼻疽，可以应用鼻疽和类鼻疽两种抗原同时做试验，同源性要远远高于异源性。

3. 变态反应诊断

多用于马和羊的诊断。马属动物感染类鼻疽时，对类鼻疽菌素也呈阳性反应而干扰鼻疽检疫。此时用亲和层析纯化的类鼻疽菌素点眼和皮内试验，注射后类鼻疽感染马的皮肤增厚，其最高峰值出现在

24小时、48小时、72小时依次降低，而鼻疽感染马在72小时最高，24小时、48小时逐渐增高，再结合流行病学材料，可以鉴别。

4. 分子生物学诊断

核酸探针和PCR技术在类鼻疽的诊断上已经有所尝试，但尚须深入研究。

二、防控措施

（一）预防

本病目前尚无可用的疫苗。

预防主要采取一般卫生防疫措施，防止污染本菌的水和土壤经损伤的皮肤、黏膜感染。最好的方法是在接触有积水的泥土前，使用防水绷带遮盖所有擦伤的皮肤或伤口，或穿上防水靴及戴上防水手套。病人、病畜的排泄物和脓性渗出物应以漂白粉消毒。为了预防带菌动物扩散病菌，应加强动物检疫和乳肉品卫生检验，感染猪、羊的产品应高温处理或废弃。加强饲料及水源的管理，做好畜舍及环境卫生工作，消灭邻近的啮齿动物。

病人应隔离。对急性型病例必须采取强有力的治疗措施，早期选用数种敏感的抗菌药物联合治疗，疗程宜较长（1~3个月）。如果及早发现被感染可以通过服用抗生素治疗。

从事某些行业的人，如军人、工地工人、清洁工人和汽车司机，感染类鼻疽的概率一般比普通人高，因此，必须采取适当的防范措施。此外，建筑工人、服役人员、学生和常到户外活动的人，也应预防。

（二）治疗

对于急性病例，早期、大剂量、长疗程（1~3个月）用药，可以防止复发，降低病死率。常用头孢噻肟、头孢他啶（治疗败血症型的首选药物）、阿莫西林、氟苯尼考、卡那霉素、四环素或磺胺嘧啶加甲氧苄啶、复方新诺明。为防止抗菌药物的毒性反应，亦可交替应用。实际治疗比较有效的方案是长效磺胺和磺胺增效剂联合使用，数种药物联合应用或交替使用。目前由于抗菌药物的广泛应用，病死率已大为下降。

第十八节 片形吸虫病

片形吸虫病是由片形属的肝片形吸虫和大片形吸虫寄生于黄牛、水牛、绵羊、山羊、猪、马、兔以及人的肝脏胆管内引起的一种人畜共患病,被列入我国《人畜共患传染病名录》和多种动物共患的三类动物疫病。

虫体寄生于肝脏的胆管内,能引起肝炎和胆管炎,并伴有全身性中毒现象和营养障碍,危害相当严重,尤其对幼畜和绵羊,可引起大批死亡。在其慢性病程中,使动物消瘦,发育障碍、耕牛耕作能力下降,奶牛产奶量减少,毛、肉产量减少和质量下降,病肝成为废弃物,给畜牧业经济带来巨大损失。人感染率不高,多为散发,但分布范围遍及世界各地。

一、诊断方法

(一) 病原

肝片形吸虫和大片形吸虫属于片形科、片形属。肝片形吸虫背腹扁平,外观呈树叶状,活时为棕红色,固定后变为灰白色。大小为(21~41)毫米×(9~14)毫米,体表被有小的皮棘,棘尖锐利。虫体前端有一呈三角形的锥状突,在其底部有一对"肩"。肩部以后逐渐变窄。口吸盘呈圆形,直径约1毫米,位于锥状突的前端。腹吸盘较口盘稍大,位于其稍后方。生殖孔位于口、腹吸盘之间。消化系统由口吸盘底部的口孔开始,下接和食道及两条具有盲端的肠管。肠管有许多外侧枝,内侧枝少而短。雄性生殖器宜包括两个多分支的睾丸,前后排列于虫体的中后部,每个睾丸各有一根输出管,两条输出管上行汇合成一条输精管,进入雄茎囊,囊内有储精囊和射精管,其末端为雄茎,通过生殖孔伸出体外,在储精囊和雄茎之间有前列腺口。雌性生殖器官有一个鹿角状的卵巢,位于腹吸盘后的右侧。输卵管与卵膜相通，卵膜位于睾丸前的体中央，卵膜周围有梅氏腺。曲折重叠的子宫位于卵膜和腹吸盘之间，内充满虫卵，一端与卵膜相通，另一端通向生殖孔。卵黄腺由许多褐色颗粒组成，分布于体两侧，与肠管重叠。左右两侧的卵黄腺通过卵黄腺管横向中央，汇合成一个卵黄囊与卵膜相通。无受精囊。体后端中央处有纵行的排泄管。

虫卵较大，(133~157) 微米×(74~91) 微米。呈长卵圆形，黄色或黄褐色，前端较窄，后端较钝，常有小的粗隆。卵盖不明显，卵壳薄而光滑，半透明，分两层。卵内充满卵黄细胞和一个胚细胞。

大片形吸虫与肝片形吸虫在形态上很相似。虫体呈长叶状，大小为 (25~75) 毫米×(5~12) 毫米，体长与宽之比约为 5:1。虫体两侧缘较平行，后端钝圆。"肩"部不明显。腹吸盘较口吸盘约大 1.5 倍。肠管和睾丸的分支更多且复杂。虫卵为黄褐色，长卵圆形，大小为 (150~190) 微米×(75~90) 微米。

片形吸虫的发育需要淡水螺作为它的中间宿主。其中间宿主为椎实螺科的淡水螺，我国已经证实的有小土窝螺、斯氏萝卜螺、截口土蜗、耳萝卜螺和青海萝卜螺 5 种。大片形吸虫的主要中间宿主为耳萝卜螺，不少地区还证实小土窝螺也可作为其中间宿主。

成虫寄生于宿主肝脏胆管内，产出虫卵随胆汁入肠腔，经粪便排出体外。虫卵在适宜的温度 (25~26℃)、氧气和水分及光线条件下，经 11~12 天孵出毛蚴。毛蚴游动于水中，遇到适宜的中间宿主即钻入其体内。毛蚴在外界环境中，通常只能生存 6~36 小时。毛蚴在螺体内，经无性繁殖发育为胞蚴、雷蚴和尾蚴几个发育阶段，其发育期的长短与外界温度、湿度与营养条件有关，如温度适宜，在 22~28℃ 时经 35~38 天，从螺体逸出尾蚴；但条件不适宜，则发育为两代雷蚴，在螺体发育的时间更长。侵入螺体内一个毛蚴，经无性繁殖，最后可产生百个至数百个尾蚴。尾蚴游动于水中，经 3~5 分钟便脱掉尾部，以其成囊细胞分泌的分泌物将体部覆盖，黏附于水生植物的茎叶上或浮游于水中而成囊蚴。牛、羊、人等吞食含有囊蚴的水或草而遭感染。囊蚴于十二指肠脱囊而出，童虫穿过肠壁进入腹腔，后经肝包膜钻入肝脏。在肝实质中的童虫，经移行后到达胆管，发育为成虫。也有人认为，童虫也可经肠系膜静脉或经总胆管而进入肝脏。潜隐期须2~3个月。成虫可存活3~5年。

（二）流行特点

片形吸虫病的传染源主要为感染片形吸虫的牛、羊、鹿等反刍动物，以及带虫者。虫卵通过宿主粪便排入环境，在适宜条件下发育为感染性囊蚴。通过经口摄入含囊蚴的水生植物、饮水或污染饲料感染。人类也可能因生食含童虫的动物内脏（如牛肝、羊肝）而感染。

片形吸虫的中间宿主主要为椎实螺类，包括小土窝螺、斯氏萝卜螺、耳萝卜螺等。囊蚴在螺体内发育后，附着于水生植物表面。虫卵发育需22~26℃的水温，9~14天可孵化。囊蚴耐低温但对干燥和直射阳光敏感，潮湿环境可长期存活。低洼沼泽、河滩、沟渠等水源丰富区域易流行。

本病呈全球性分布，我国多见于北方畜牧业发达省份（如内蒙古、新疆、青海、甘肃等）及南方水源丰富地区。夏秋季节为感染高峰期，因温暖多雨利于虫卵发育及中间宿主繁殖。多雨年份流行更严重，干旱年份感染率较低。终末宿主以牛、羊为主，骆驼、鹿等反刍动物亦易感。人类为非适宜宿主，感染后多表现为异位寄生或重症。

在沼泽、湿地等高风险区域放牧的动物感染率显著升高。缺乏安全饮水、生食水生植物或动物内脏的人群存在感染风险。

（三）临床症状

片形吸虫病的临床症状与感染虫体数量、病程阶段及个体免疫力密切相关。轻度感染往往不表现症状，感染数量多时则表现症状，但幼畜即使轻度感染也表现症状。

急性期，患畜主要表现为体温升高至39.5~41.5℃，精神沉郁，食欲减退或废绝，腹泻与便秘交替出现。可视黏膜苍白，贫血显著，眼睑、胸腹下部及颌下出现水肿，严重时呈波动性或面团样触感。幼畜发育迟缓，部分病例因急性肝炎、内出血或肝功能衰竭迅速死亡。慢性期，患畜渐进性消瘦，被毛粗乱无光泽，反刍减少或停止，瘤胃周期性臌胀或弛缓。长期腹泻，粪便呈粥样或含未消化饲料，黄疸症状明显。下颌、胸腹下水肿持续加重，最终因极度衰竭死亡。

人肝片吸虫病后，急性期以全身炎症反应为主，慢性期则以肝胆损伤和代谢障碍为特征。腹痛，以右上腹持续性或间歇性疼痛为主，进食后（尤其油腻食物）症状加重；食欲减退、腹胀、恶心、呕吐及腹泻（早期多见）或便秘；长期感染导致营养不良及代谢障碍，体重下降。全身性症状发热、贫血与虚弱、水肿，急性期可出现39～40℃高热，伴寒战、乏力、肌痛及荨麻疹等过敏反应；因虫体吸血及毒素作用引发小细胞低色素性贫血，表现为头晕、疲劳、精神萎靡；低蛋白血症导致面部、下肢或全身水肿。此外，还可表现肝区异常，肝脏肿大（以左叶显著），触诊有压痛或叩击痛，表面不平；胆管阻塞或肝功能受损引发皮肤、巩膜黄染，尿液深黄，常伴皮肤瘙痒；可并发胆囊炎、胆管炎，严重时出现急性胆道梗阻。

有时，童虫移行期可能引发咳嗽、胸痛及肺部湿啰音。长期感染可致神经衰弱，如失眠、记忆力减退、心悸等。个别病例可能会引发严重并发症，如消化道出血（黑便、呕血）或咽喉部虫体寄生导致呼吸困难等。

（四）病理变化

急性感染患畜，剖检特征为肝脏肿大、出血，肝包膜附着纤维素性渗出物，肝实质内可见暗红色虫道及未成熟童虫；腹腔积血或腹水，肠壁充血、水肿，局部形成出血灶。慢性感染者，胆管壁增厚、钙化，胆管内可见棕红色扁平成虫，胆汁浓稠或混有坏死组织；肝组织纤维化，表面凹凸不平，呈现肝硬化特征；胆囊扩张，黏膜充血或溃疡。全身性病理改变包括营养不良性水肿、肌肉萎缩及淋巴结肿大。

此外，因虫体分泌的溶血毒素破坏血管通透性，可导致稀血症、水肿及中枢神经紊乱；童虫移行造成机械性损伤，导致肝组织广泛炎症及微血管栓塞，成虫吸食血液加剧贫血和低蛋白血症。

（五）实验室诊断

生前诊断常采用水洗沉淀法检查虫卵。如果在粪便中能检出吸虫虫卵则可以确诊。但由于牛片形吸虫排卵是间歇性的，因此，粪便虫卵检查比较困难。血液学检查会出现低清蛋白血症，在移行阶段，谷氨酸脱氢酶会升高。一旦胆管黏膜脱落，血浆中的γ-谷氨酸转移酶会升高，这是一种有效的诊断指标。

1. 粪便检查

粪便检查发现虫卵即可确诊。粪便检查可用反复水洗沉淀法或尼龙绢袋集卵法。只见少数虫卵而无症状出现，只能视为带虫现象。急性病例时，在粪便中找不到虫卵，此时可用免疫学方法和血液生化检查进行辅助诊断。

2. 剖检

适用于动物疾病的诊断。剖检时，急性病例可在腹腔和肝实质中发现童虫及幼小虫体；慢性病则可在胆管内检获成虫。

3. 免疫学诊断

主要方法有皮内变态反应、间接血凝试验和酶联免疫吸附试验等。对于急性病例和流行病学调查有重要作用。

4. 血液生化检查

在急性病例时，由于童虫损伤肝实质细胞，使谷氨酸脱氢酶（GDH）升高；慢性病例时，成虫损伤胆管上皮细胞，使谷氨酰转肽酶（Y-GT）上升，持续时间可长达9个月。有助于病例的确诊。

二、防控措施

（一）治疗

硝氯酚（拜耳9015），按3~7毫克/千克体重用药，一次内服。或用阿苯达唑（丙硫咪唑），按10~15毫克/千克体重用药，一次内服，禁用于产奶牛和怀孕前期45天牛。

硫双二氯酚（别丁），按40~60毫克/千克体重用药，装于小纸袋内一次投服。

（二）预防

1. 定期驱虫

驱虫不仅能有效治疗牛肝片吸虫病，也是预防该病的重要方法之一，应有计划地进行全群性驱虫，一般每年春、秋两季各驱虫1次，第 1 次可在 4—5 月，第 2 次可在 10—11 月。在该病常发的牛群，每年应进行 3 次，第 1 次在 1—2 月，在大量虫体成熟之前 20~30 天（成虫期前驱虫）；第 2 次在第 1 次驱虫后 5 个月（即 6—7 月，成虫期驱虫）进行；第 3 次在第 2 次驱虫后 2~3 个月（即 8—9 月）进行。

2. 保护水源，防止吞入囊蚴

不要把栏舍建在低湿地区；不在有椎实螺的潮湿牧场上放牧，尽可能选择地势高燥的地方放牧，以防感染囊蚴；不让牛饮用池塘、沼泽、水潭及沟渠中的脏水和死水，要给予清洁卫生的自来水、井水或流动的河水。

3. 对粪便进行无害化处理

及时清理病牛、病羊的粪便，堆积发酵，杀死其中的虫卵。对实行驱虫的牛、羊，必须圈留 5~7 天，对所排粪便进行严格堆积发酵。

4. 严格处理病畜的肝脏

对检查出严重感染的病畜，其肝和肠内容物应深埋或烧毁；对轻微感染的动物肝，应废弃被感染的部分。将废弃的肝进行高温处理，禁止用作其他动物的饲料。

5. 消灭中间宿主

灭螺是预防片形吸虫病的重要措施。可配合农田水利建设，填平低洼水塘，使椎实螺无法滋生；对沼泽地和低洼的牧地排水，通过阳光暴晒，杀死牧地中的椎实螺。对于较小而不能排水的死水地，可用 5%硫酸铜溶液定期喷洒。

第十九节　鹦鹉热

鹦鹉热是由鹦鹉热嗜衣原体（又称鹦鹉热衣原体）引起的一种人畜共患的自然疫源性疾病。在鹦鹉类禽类中引起鹦鹉热，在非鹦鹉类禽类则称为鸟疫。人感染鹦鹉热嗜衣原体后亦称为鹦鹉热，出现发热、头痛、咳嗽、间质性肺炎及心肌炎等症状，还会引起人的关节炎、尿道炎、结膜炎综合征。禽类患病时，主要表现为精神沉郁、减食或废绝、腹泻、呼吸困难、结膜炎、渐进性消瘦、胸肌萎缩、衰竭死亡；家畜感染可引起流产、体温升高、腹泻、肺炎等症状。

一、诊断方法

(一) 病原

鹦鹉热嗜衣原体属于衣原体科、嗜衣原体属的一种球状微生物，它只能在寄主细胞的原生质中以一种独特发育周期进行繁殖，即以小的原体变成较大的网状体，以二分裂方式繁殖。鹦鹉热嗜衣原体是一种严格细胞内寄生的微生物，具有原体和网状体2个发育阶段。原体在细胞质内可形成包涵体，经吉姆萨染色呈致密的卵圆形，电镜下原体呈多形型，典型者多为梨形，直径200~500纳米，具有感染性；细胞壁成分主要是蛋白质（70%）和类质（5.1%），其余部分大多是糖类；原体不运动，无鞭毛和纤毛。网状体比原体大，直径600~1 500纳米，呈球形或不规则形态，网状体是衣原体繁殖期的形态特征，通透性差。在衣原体的发育周期中，还有一种过渡形态，称为中间体，大小介于原体和网状体之间。

根据血清型特异性单克隆抗体，鹦鹉热嗜衣原体可分为A—F、M56、WC及E/B等9个血清型，其中A—F为禽血清型，M56为麝鼠和野兔血清型，WC为牛血清型。从禽类宿主分离的衣原体主要有：A型从鹦鹉中分离；B型从鸽子中分离；C型从鸭子中分离；D型从火鸡中分离；E型从鸽子和平胸鸟中分离；F型只有1个分离株，是从鹦鹉中分离的。衣原体能产生内毒素，并能刺激机体产生相应抗体。

衣原体在一般细菌培养基上不能生长，所有菌株均能在鸡胚中生长，将衣原体接种6~8日龄鸡胚卵黄囊中，36~37℃孵育5~6天，鸡胚死亡。可见到卵黄膜充血，易剥离，绒毛尿囊膜水肿，部分胚体有小出血点。

衣原体对热敏感，56~60℃仅存活5~10分钟，而在低温下可长期存活。常用消毒剂如70%乙醇、2%来苏儿、2%氢氧化钠、3%

过氧化氢溶液能在数分钟内使其失去感染力。四环素、红霉素对衣原体的繁殖有抑制作用，而链霉素、卡那霉素、庆大霉素等对衣原体的生长没有抑制作用。

(二) 流行特点

全世界迄今至少已在约 130 种禽类中发现了衣原体感染，猪、牛、羊多为隐性感染。人类对本病普遍易感，隐性感染和亚临床感染比较多见。

本病常呈地方性流行，病畜禽和带菌者是主要传染源。通过粪便、尿、乳汁以及流产的胎儿、胎衣和羊水排出病原体，污染水源和饲料，经消化道、呼吸道或眼结膜感染，也可以通过交配、蚊虫叮咬，直接或间接接触等途径传播。

本病发病季节性不明显，以秋、冬季多发。本病是典型的群居性疾病，在饲养管理差、密度大、通风不良、卫生条件恶劣、运输、营养缺乏等应激因子的不利影响下，可以促发本病，加重病情。湿度高（相对湿度85%以上）有利于本病的传播。衣原体病还可以继发感染支原体病等。

(三) 临床症状

动物鹦鹉热的临床症状严重程度差异很大，取决于易感动物的种类、年龄以及流行株毒力的强弱。一般表现精神萎靡，患病动物（如鹦鹉）表现为无精打采、嗜睡、长时间静止不动或躲在角落，活力显著下降；对食物兴趣降低，进食量减少甚至完全停止，伴随体重明显下降；体温升高至40℃以上（正常体温 40~42℃），严重时可达41℃以上。呼吸道感染，眼鼻分泌物增多（黏液或脓性分泌物）、打喷嚏、咳嗽，严重时发展为肺炎；呼吸急促、喘息或发出嘶哑叫声，肺部浸润性病变导致气体交换受阻。腹泻，排泄物呈水样便，颜色异常（绿色、灰色或黑色），后期肛门周围羽毛被污染；长期腹泻导致脱水、体重减轻，幼龄鸟类可能因衰竭死亡。眼睑红肿、增厚，伴随流泪或脓性分泌物，严重时影响视力；羽毛蓬乱、失去光泽，可能出现局部脱落或皮肤红肿。极少数重症病例出现癫痫、抽搐等神经系统异常表现。

当鹦鹉热嗜衣原体感染人体后，轻者症状似流感样，重者可发展为支气管肺炎和败血症，甚至死亡，还可引起人的心肌炎、关节炎、尿道炎、结膜炎综合征。常见的症状是发热，体温可达39~40℃，头痛、喉痛和全身骨肉疼痛。继之出现呼吸道症状，表现咳嗽、咳出少量黏性或脓性痰。常出现皮疹，有时会有腹泻、呕吐、肝炎、心肌炎等。严重者可有谵妄、不辨方向、昏迷等中毒症状。病程轻者1周左右即可逐渐康复，重者可持续发热2~3周，恢复较慢。

（四）病理变化

肺泡内可见炎性细胞（如中性粒细胞、淋巴细胞）浸润，肺组织充血、水肿，严重时形成间质性肺炎或实变区；呼吸道黏膜增厚，伴有纤维素性渗出物附着，部分病例因黏液堵塞导致气道狭窄；气囊炎，气囊壁增厚，表面覆盖黄色纤维蛋白性渗出物，常见于鸭等家禽感染病例。肠黏膜充血、出血，肠道内容物呈水样或含未消化食物残渣，部分病例出现肠壁溃疡。肝脏肿大、质地变脆，表面可见灰白色坏死灶；脾脏肿大，呈暗红色，偶见点状出血。结膜充血、水肿，眼睑增厚；鼻腔黏膜炎性渗出增多，分泌物黏稠甚至化脓。肾小管上皮细胞变性、坏死，部分病例可见肾间质炎性细胞浸润。重症病例脑组织充血、水肿，脑膜血管扩张，偶见神经细胞变性或坏死（多见于幼鸟）。

病原体经血液扩散至全身，可引发多器官血管内皮损伤及微血栓形成，导致全身性衰竭。成年鸟类感染后可能转为慢性，病理表现为轻度脏器纤维化或局部组织瘢痕形成。

（五）实验室诊断

根据病畜禽临诊上出现精神沉郁、减食或废绝、结膜炎、脱水、消瘦、胸肌萎缩、极度衰竭呈恶病质和排出绿色胶冻状粪便，衰竭死亡，可作出初步判定。确诊须进一步进行实验室诊断。

1. 血清学检查

血清学检查包括应用补体结合试验、间接血凝试验、免疫荧光技术、琼脂免疫扩散试验、酶联免疫吸附试验、血凝抑制试验，变态反应等。

2. 病原学检查

病原分离是进一步确诊衣原体病的重要手段。将无菌采集的病变组织涂片，自然干燥，甲醇固定，革兰碘液染色或吉姆萨染色，显微镜下观察感染细胞的病变及检查胞质中包涵体。常用的分离方法是鸡胚接种和细胞培养。多用鸡胚卵黄囊接种，卵黄囊血管充血是其主要的病变，卵黄囊膜涂片染色镜检可见到单核巨噬细胞增多，且单核巨噬细胞中有大量的衣原体包涵体，还可看到宿主细胞破裂后释放出具有侵袭性的原体。细胞培养主要是观察感染细胞的病变及检查胞质中包涵体。无菌收集 4~10 天死亡的鸡胚卵黄囊膜涂片，吉姆萨染色镜检，有疑似衣原体的卵黄囊膜，用鸡胚传代进行分离培养同时用普通肉汤、鲜血琼脂、四硫磺酸钠增菌液、麦康凯琼脂、硫乙醇酸钠琼脂、胰琼脂平皿 6 种培养基，置 37℃培养 1~8 天。

3. 分子生物学检查

目前，多采用聚合酶链反应、套式聚合酶链反应以及实时荧光定量 PCR 技术。

二、防控措施

(一) 日常饲养管理

1. 规范新购动物检疫

新购入的鸟类须单独隔离观察 14~30 天，确认无感染症状后再与健康群体接触。优先选择经检疫合格的禽鸟，避免购买来源不明或疑似病鸟。

2. 饲料与药物预防

在饲料中混加四环素类药物（如土霉素），尤其在运输、换羽等应激时期，可降低群体感染风险。

(二) 环境卫生控制

1. 笼舍与用具消毒

每周使用含氯消毒剂或专用宠物消毒剂清洁笼舍、食具，清理前先湿润表面以减少粉尘。禽类养殖场所须保持通风，排泄物及时清除并集中无害化处理，避免粪便堆积。

2. 空气质量管理

使用 HEPA 空气净化器减少环境中病原体气溶胶浓度，每日定时通风换气。

（三）感染病例处置

对病禽要及时隔离与治疗。发现动物出现嗜睡、腹泻、呼吸异常等症状时，立即隔离并联系兽医诊治，避免交叉感染。死亡鸟类须佩戴手套和口罩处理，尸体按当地规定焚烧或深埋，禁止随意丢弃。

（四）人员防护措施

清理笼舍或接触禽类时，须佩戴 N95 口罩、手套及护目镜，事后用肥皂彻底洗手并消毒衣物。儿童、孕妇及免疫力低下者应避免直接接触活禽或进入养殖区域。

（五）监测与健康管理

定期健康检查，每季度由兽医对禽鸟进行健康评估，重点筛查隐性感染个体，及时淘汰带病动物。加强从业人员培训，养殖场、宠物店工作人员须接受鹦鹉热防控培训，掌握早期识别和应急处置技能。

第二十节　Q 热

Q 热是由贝纳柯克斯体（俗称 Q 热立克次体）引起的一种急性、热性人畜共患传染病。人类的 Q 热临床表现多样。急性 Q 热引起发热、头痛、肌肉酸痛，常伴有肺炎、肝炎等；慢性 Q 热表现为心内膜炎、肉芽肿性肝炎、骨髓炎等。在动物上主要引起奶牛、山羊、绵羊流产。Q 热已成为当前分布最广的人畜共患病之一，被列入我国法定《人畜共患传染病名录》和多种动物共患的三类动物疫病。

一、诊断方法

（一）病原

Q 热的病原体为贝纳柯克斯体，属立克次体目，革兰氏染色阴性，呈短杆状或球状，无鞭毛及荚膜。专性细胞内寄生，可在宿主细胞的吞噬溶酶体中存活并增殖。对干燥、高温及化学消毒剂抵抗力强，在环境中可长期存活（如土壤、粉尘中存活数月）。60℃加热30分钟或75%乙醇处理可灭活。

贝纳柯克斯体的主要宿主为牛、羊等家畜，通过排泄物、胎盘等释放病原体。人类主要通过吸入含病原体的气溶胶（如动物分娩时的污染物）感染，也可经接触传播。见于前额、眼眶后和枕部，也常伴肌痛，尤其腰肌、腓肠肌，亦可伴关节痛。病程5~6天时开始出现干咳、胸痛，少数有黏液痰或痰中带血。

慢性Q热主要表现心内膜炎、肉芽肿肝炎与骨髓炎等，常伴有消瘦、疲劳、夜间多汗。

（二）流行特点

家畜（牛、绵羊、山羊等）是Q热的核心传染源，病原体贝纳柯克斯体主要存在于其胎盘、羊水、尿液、粪便及乳汁中。野生动物（啮齿类、鸟类）及蜱虫作为储存宿主和传播媒介也可携带病原体。动物分娩时释放大量含病原体的气溶胶，通过空气传播至人类。例如，荷兰2011年Q热暴发与山羊胎盘污染直接相关。

吸入含病原体的气溶胶或污染的尘埃是主要传播方式，常见于养殖场、屠宰场等高危环境。直接接触感染动物分泌物（如胎盘、血液）或污染的饲料、工具可导致感染。蜱叮咬感染动物后，可通过叮咬或排泄物将病原体传播至人类或其他动物。饮用未灭菌的牛奶或乳制品可能引发感染。

畜牧业从业者、兽医、屠宰场工人、乳制品加工人员等感染风险显著升高。居住于养殖区附近或接触污染环境（如吸入农场扬尘）的人群易感。免疫功能低下者感染后更易发展为慢性Q热（如心内膜炎）。

本病呈全球性分布，尤以畜牧业发达、气候干燥地区（如澳大利亚、欧洲、中国北方）高发。我国至少17个省份已报告Q热病例。常与动物大规模流产事件相关，如牛羊分娩季节易引发局部暴发。

(三)临床症状

动物感染Q热后常出现高热(可达39℃以上),伴随畏寒、精神沉郁及食欲下降。咳嗽、呼吸急促或困难,严重时可发展为肺炎。动物(如鸟类)可能出现绿色、灰色或黑色稀便,部分伴腹部肿胀或肝脾肿大。表现为嗜睡、反应迟钝或运动失调,重症病例可能出现抽搐。羽毛蓬松、眼鼻分泌物增多,长期蹲伏不动,提示全身性感染。部分动物无明显症状,但持续排毒成为潜在传染源。

人感染Q热后,急性期体温迅速升至39~40℃,呈弛张热型(高热与体温波动交替),持续10~14天,可伴畏寒、寒战及盗汗。剧烈头痛(前额、眼眶或枕部为主),腰肌、腓肠肌酸痛明显,部分伴关节痛或胸痛。显著疲劳、食欲减退、恶心呕吐,部分患者出现全身肌肉无力。干咳、胸痛,30%~80%患者出现肺炎表现,肺部体征轻微,X线可见肺下叶节段性浸润阴影。黏液痰或血痰,少数患者伴随咳痰,严重者可能进展为胸膜炎或胸腔积液。肝脾肿大、肝功能异常(转氨酶升高),部分出现黄疸或右上腹压痛,偶有腹泻。慢性期,长期不规则发热、贫血、杵状指、心脏杂音(多见于主动脉瓣或二尖瓣),可引发心力衰竭。慢性肉芽肿性肝炎,持续肝脾肿大、疲倦及食欲减退。脑膜炎、脑炎(表现为行为异常、复视或意识障碍),偶见脊髓炎或间质性肾炎。部分感染者仅通过血清学检测发现,无明显临床表现。少数患者出现紫癜样皮疹或皮下出血,多与免疫反应相关。

Q热临床表现多样,若持续发热超过2周或合并多器官损害(如肺炎、肝炎、心内膜炎),须结合流行病学史及实验室检测(PCR、血清抗体)明确诊断。

Q热与鹦鹉热(由鹦鹉热衣原体引起)均表现为发热、头痛、肌痛,但Q热较少出现皮疹,且心内膜炎风险更高。

(四)病理变化

血管病变主要有内皮细胞肿胀,严重时可有血栓形成。肺部病变可见肺泡充满淋巴细胞、单核细胞、组织细胞和纤维蛋白渗出物,肺泡间隔增厚,肺间质水肿,严重者类似大叶性肺炎。肝脏出现脂肪坏死、肉芽肿。心脏可出现心肌炎、心内膜炎或心包炎、心瓣膜穿孔等。此外，肾脏、脾脏和睾丸亦可发生病变。

(五) 实验室诊断

病原分离鉴定及血清学检测可进行诊断。Q 热的临床表现并不特异，因而只有在临床标本中分离出贝纳柯克斯体才能确诊。由于 Q 热病原体具有极高的感染性，在其病原检测中需要在生物安全三级实验室进行。由于血清学诊断比由临床样本中分离病原体要经济、简便、迅速和安全，因而广泛用于 Q 热的诊断。实验室常用的血清学试验有补体结合试验、微量凝集试验、间接免疫荧光技术及 ELISA 等。

二、防控措施

(一) 传染源管理

对牛、羊等家畜进行定期检疫，发现感染动物立即隔离治疗，避免与健康动物混群放牧。严格处理动物排泄物、胎盘及污染环境，使用漂白粉或生石灰喷洒消毒，动物尸体须焚烧或深埋。养殖场、屠宰场等高危场所定期清洁消毒，分娩期动物排泄物须重点消杀。

(二) 传播途径阻断

从业人员（如兽医、屠宰工人）须穿戴防护服、口罩、手套，工作后及时消毒。避免直接接触动物分泌物、血液及未消毒的奶制品。灭鼠、灭蜱（Q 热重要传播媒介），减少虫媒传播风险。清理积水、垃圾等蚊虫滋生地，降低环境病原体负荷。流行区牛羊奶须煮沸 10 分钟以上方可饮用。

(三) 易感人群保护

高风险人群（畜牧业、实验室人员）可接种 Q 热疫苗，包括灭活疫苗和减毒活疫苗，后者通过皮上划痕或口服糖丸接种更安全。野外或疫区活动时穿长袖衣物，使用含避蚊胺的驱蚊剂，避免蜱虫叮咬。

(四) 监测与应急响应

医疗机构发现持续发热、肺炎或肝炎患者须结合流行病学史排查

Q 热，及时开展 PCR 或血清学检测。输入性病例高发地区加强口岸检疫，严防跨境传播。

第二十一节　利什曼原虫病

利什曼原虫病是由利什曼原虫寄生于人、犬和部分野生动物而引起的人畜共患病。该病被列入我国《人畜共患传染病名录》和多种动物共患的三类动物疫病。利什曼病通常分为 4 型，分别是皮肤型、弥漫皮肤型、黏膜皮肤型和内脏型（黑热病），我国主要为皮肤型和内脏型，还有一种淋巴结型。内脏型又称黑热病。

利什曼原虫病呈全球性分布，主要流行于地中海国家、热带及亚热带地区，其中皮肤利什曼病是最常见的类型，内脏利什曼病（黑热病）在部分发展中国家仍呈地方性流行。在我国，利什曼病曾是危害最为严重的五大寄生虫病之一，流行于长江以北。我国于 20 世纪 50 年代末宣布基本消灭黑热病，但新疆、甘肃、四川、陕西、山西和内蒙古等 6 省份仍持续存在病例。

一、诊断方法

（一）病原

利什曼原虫病的病原是利什曼原虫，属于动鞭纲锥体科，具有二态性生命周期，表现为两种形态：前鞭毛体寄生于传播媒介白蛉的消化道内，呈梭形，具有单根鞭毛，是感染阶段；无鞭毛体（利杜体）寄生于哺乳动物宿主的单核巨噬细胞内，呈卵圆形，无鞭毛，直径约为红细胞的 1/3，是致病阶段。不同种类的利什曼原虫可引起不同类型的疾病：杜氏利什曼原虫主要导致内脏利什曼病（黑热病），其他种属（如热带利什曼原虫等）可引发皮肤或黏膜利什曼病。

利什曼原虫须在两种宿主体内完成生活史：白蛉作为传播媒介，前鞭毛体在其消化道内繁殖并聚集于口器，叮咬时注入宿主体内；人或犬科动物、啮齿类等哺乳动物，无鞭毛体在单核巨噬细胞内增殖，导致细胞破裂并扩散感染。主要通过受感染白蛉的叮咬传播，偶可通过输血或母婴垂直传播。

无鞭毛体在宿主细胞内大量繁殖，抑制宿主免疫应答，导致巨噬细胞破坏和系统性炎症反应（如肝脾肿大、贫血等）。为典型的人畜共患病原体，可感染人类、犬科动物（如狗）及啮齿类动物，形成自然疫源地。

部分利什曼原虫种株已表现出对传统五价锑剂的耐药性，可能与基因突变或宿主免疫状态相关。

（二）流行特点

利什曼原虫有人源型、犬源型和野生动物源型。人源型以杜氏利什曼原虫为主，患者为传染源，主要分布于新疆喀什绿洲及部分平原地区；犬源型由婴儿利什曼原虫引起，犬为主要宿主，流行于丘陵地带；野生动物源型疫源地分布于西北沙漠地区，宿主尚不明确。

内脏型利什曼病的传染源包括患者、病犬（如癞皮狗）及啮齿类动物；皮肤利什曼病的自然宿主多为野生动物（如啮齿类、犬科动物等）。病原体可感染人类、犬科动物及啮齿类动物，形成人畜共患的自然疫源地。

通过雌性白蛉叮咬传播，我国主要媒介包括中华白蛉、长管白蛉等，白蛉活动高峰期为每年5—8月。白蛉叮咬时，将携带的利什曼原虫前鞭毛体注入人体，原虫侵入巨噬细胞后增殖致病。

流行回升的原因可能与免疫力下降人群增加（如艾滋病患者）、自然疫源地开发导致人与野生动物接触增加等因素有关，战乱或人口流动扩大疫区范围。人群中儿童及青壮年感染风险较高，内脏型利什曼病潜伏期长，未治疗者死亡率超过95%。

（三）临床症状与病理变化

动物利什曼原虫病皮肤脱毛、溃疡及鳞屑，常见于耳、鼻、眼周等区域，形成特征性"眼镜"状病变，伴皮肤粗糙、皮脂外溢及白色糠秕样鳞屑。局部可能出现结节或溃疡，尤其在耳部、鼻梁和眼周等暴露部位。进行性消瘦，因代谢紊乱和营养吸收障碍导致体重显著下降，病程缓慢时可持续数月甚至更久。黏膜苍白、乏力，严重时出现运动障碍（如后肢无力）及声音嘶哑。急性感染期可出现短期高热，慢性病程中表现为反复低热。

急性感染时，少数病例进展迅速，表现为食欲骤降、精神萎靡，数周内因多器官衰竭死亡。慢性隐匿性感染，部分动物无明显症状或仅有轻微发热，但长期携带病原体成为潜在传染源。葡萄膜炎、结膜炎等眼部炎症，严重时累及脑脊液引发脑膜炎症状。

无鞭毛体在巨噬细胞内增殖，导致肝、脾、淋巴结等器官肿大，触诊可发现异常。全血细胞减少（如白细胞减少）、血清球蛋白增加，可能伴随鼻出血或黑色粪便。

不同动物宿主间临床症状有差异，以犬类症状最典型，包括皮肤溃疡、脾肿大、多饮多尿等，且犬是重要传染源。猫及其他动物感染相对少见，症状较轻，可能仅表现为轻度发热或淋巴结肿大。

人内脏型利什曼原虫病潜伏期一般为3~6个月，最短仅10天左右，最长达9年之久。主要症状为发热、贫血、进行性肝脾肿大、淋巴结肿大、鼻及齿龈出血。晚期则有消瘦、精神萎靡、头发失去光泽及脱落，面部萎黄及色素沉着，腹壁浅表静脉曲张，下肢浮肿等。实验室检查血细胞减少，血小板减少，肝、肾功能损害以及白蛋白、球蛋白比例倒置等。如不治疗，很少自愈。常并发其他疾病而死亡。

人利什曼原虫病皮肤型在面部、四肢或躯干部有皮肤结节、丘疹和红斑，偶见褪色斑，白细胞计数显著增高，嗜酸性粒细胞常在5%以上。

淋巴结型表现为在颈、耳后、腋窝、腹股沟或滑车上的淋巴结肿大如花生米至蚕豆般大小，较浅，可移动。肝、脾不肿大，嗜酸性粒细胞增多。

（四）实验室诊断

根据流行病学和症状表现可作出初步诊断，确诊主要依靠在血、骨髓或脾的涂抹片中及其他病料中检查到利什曼原虫。

1. 病原检查

（1）涂片法　以骨髓、淋巴结或脾穿刺物做涂片，染色，镜检。

骨髓穿刺最为常用,原虫检出率为80%~90%。淋巴结穿刺应选取浅表、肿大者,检出率为46%~87%。脾穿刺检出率较高,可达90.6%~99.3%,但不安全,少用。

(2)培养法 将上述穿刺物接种于NNN培养基,置22~25℃温箱内。经1周,镜检培养物,发现运动活泼的前鞭毛体即为阳性。

(3)动物接种法 穿刺物接种于易感动物(如地鼠、BALB/c小鼠等),1~2个月后取肝、脾做印片或涂片,瑞氏染色,镜检。发现虫体即可确诊。

(4)皮肤活组织检查 在皮肤结节处用消毒针头刺破皮肤,取少许组织液,或用手术刀刮取少许组织做涂片,染色,镜检。

2. 免疫学检查

(1)检测血清抗体 可用酶联免疫吸附试验、间接血凝试验、对流免疫电泳、间接免疫荧光技术、直接凝集试验等。此类方法检出的阳性率高,假阳性率也较高。近年来,用分子生物学方法获得纯抗原,降低了假阳性率。

(2)检测血清循环抗原 主要有单克隆抗体抗原斑点试验。该法阳性率高,敏感性、特异性、重复性均较好,仅需微量血清即可,还可用于疗效评价。

3. 分子生物学方法

近年来,用PCR及DNA探针技术检测利什曼病取得较好的效果,敏感性、特异性高,但操作较复杂,未能普遍推广。

二、防控措施

(一)宿主管理

对确诊感染的犬类(如病犬)及啮齿类动物进行捕杀或隔离,阻断病原体在动物间的传播链,尤其须关注犬源型疫区的病犬处理。定期对家犬进行病原检测(如血清学筛查),使用含溴氰菊酯或吡虫啉成分的驱虫药物(如拜虫爽)进行预防性处理,降低白蛉叮咬传播风险。

(二) 环境与媒介控制

在白蛉活跃季节（5—8月），使用溴氰菊酯等杀虫剂对畜舍、垃圾堆等区域进行滞留喷洒，破坏白蛉滋生环境。及时清理畜舍粪便、填平积水洼地，保持环境干燥；畜舍安装细孔纱窗或防蛉网，减少白蛉接触家畜的机会。

(三) 药物预防与治疗

为家畜佩戴含驱虫成分的项圈（如吡虫啉氟氯苯氰菊酯项圈，商品名索来多®），或定期进行药浴（如溴氰菊酯稀释液），降低感染概率。对感染家畜使用五价锑剂或灭特复星等药物干预，控制病情发展并减少传染源。

(四) 监测与政策强化

建立家畜健康档案，定期筛查高危区域动物群体，重点监测肝脾肿大、皮肤溃疡等典型症状。加强兽医及养殖户的疾病识别能力培训，推广标准化养殖流程，避免家畜接触野生动物疫源地。

(五) 养殖户防护

接触家畜时穿戴长袖衣物，使用含避蚊胺的驱虫剂；避免在夜间或白蛉活跃时段进行放牧或户外作业。从疫区引入家畜前须进行检疫隔离，确认无感染后方可混群饲养，防止输入性传播。

第二十二节　华支睾吸虫病

华支睾吸虫病是由华支睾吸虫所致人畜共患传染病，是我国最严重的食源性寄生虫病之一。华支睾吸虫又称肝吸虫、华肝蛭，寄生于人、犬、猫、猪及其他一些野生动物肝脏胆管和胆囊内，可引起肝脏肿大，并导致其他病变，人类常因食用未经煮熟的含有华支睾吸虫囊蚴的淡水鱼或虾而被感染。

一、诊断方法

（一）病原

华支睾吸虫是雌雄同体的吸虫。成虫虫体狭长、扁薄、前端尖细，后端较钝圆，状似葵花子仁，体表无棘，呈褐色半透明。成虫大小为（10~25）毫米×（3~5）毫米，有口、腹两个吸盘，消化器官有口、咽、食管和分支的肠管。其虫卵大小为（27~35）微米×（12~20）微米，呈椭圆形，黄褐色，顶端有盖，卵孔的周缘突起，似电灯泡状，后端有一个小结，壳厚，内有成熟的毛蚴。

成虫寄生于猫、犬及人等宿主的肝脏胆管内，所产虫卵与粪便一起排出体外，虫卵如落入池塘和溪沟中，被第一中间宿主淡水螺（赤豆螺、长角涵螺等）吞食后，卵内毛蚴即在螺肠内孵出，毛蚴进入螺的淋巴系统和肝脏，发育为胞蚴、雷蚴和尾蚴。尾蚴离开螺体逸入水中，钻入第二中间宿主淡水鱼和淡水虾体内，形成囊蚴。人、猫、犬等由于吞入含有囊蚴的生或半生的鱼虾而遭感染。成虫在人体的寿命尚缺准确数据，一般认为有的可长达20~30年。

华支睾吸虫囊蚴抵抗力顽强，在醋中可活2小时，在酱油中可活5小时，1毫米厚鱼肉在水温60℃时需15秒才能将囊蚴赶尽杀绝。在烧、烤、烫或蒸全鱼时，可因温度不够、时间不足或鱼肉过厚等原因，未能杀死全部囊蚴。

华支睾吸虫病主要分布在东南亚的一些国家和地区，如日本、朝鲜、韩国、越南北部、中国大部分地区以及俄罗斯的少部分地区。广东是我国发病率最高的省份，我国东北地区的三江平原也是华支睾吸虫病的高发地区，每年4—5月华支睾吸虫感染率较高。

（二）流行特点

感染华支睾吸虫的哺乳动物（如猫、犬、猪等）和人为主要传染源。猫、犬多因食用生鱼类而感染，猪因散养及食用生鱼及内脏等饲料而感染。人多因食用生的或未煮熟的鱼虾类而感染，例如进食生的或未经彻底煮熟的鱼片和醉虾等食物，未煮熟的火锅或烧烤食物等。口粪途径也是另一个重要的传播途径。南方地区将厕所建于鱼塘上或将猪舍建于池塘上，该病虫卵随人、畜粪便进入池内，使螺、鱼受感染，促进了该病流行。

人对本病普遍易感。感染率高低与居民的生活、卫生习惯及饮食嗜好有密切关系，而与年龄、性别、种族无关。

（三）临床症状

虫体在胆管内寄生吸血，破坏胆管上皮，引起卡他性胆管炎及胆囊炎，可使肝组织脂变、增生和肝硬变。当大量寄生时，病畜食欲减退、下痢、浮肿，出现腹水及轻度黄疸等。

人轻度感染不表现症状，或只出现胃肠道不适症状。重度感染时才出现明显症状，可出现消化不良、上腹隐痛、腹泻、精神不振，主要危害是患者的肝脏受损，严重感染者在晚期可造成肝硬化、腹水等临床表现，甚至死亡。

儿童和青少年感染华支睾吸虫后，临床表现往往较重，病死率较高。除消化道症状外，常有营养不良、生长发育障碍、贫血、肝大，甚至肝硬化，极少数患者可患侏儒症。

（四）病理变化

虫体寄生于动物的胆管和胆囊内，因机械性的刺激，引起胆管和胆囊发炎，管壁增厚，消化机能受影响。虫体分泌毒素，引起贫血、消瘦和水肿。大量寄生时，虫体阻塞胆管，使胆汁分泌障碍，并出现黄疸现象。寄生时间久之后，肝脏结缔组织增生，肝细胞变性萎缩，毛细胆管栓塞形成，引起肝硬化。

（五）实验室检查

进行粪便检查寻找虫卵。离心沉淀法检出率较高。免疫学检查方法在临床辅助诊断和疫区流行病学调查中有一定的作用，其中酶联免疫吸附试验具有高度敏感性和特异性，阳性符合率达88%以上，目前，已研制成快速诊断试剂盒，适合基层卫生单位和现场调查使用。

二、防控措施

（一）预防

（1）流行区的猪、猫和犬要定期进行检查和驱虫。

(2) 禁用生的鱼、虾饲喂动物。

(3) 管好人、猪和犬等的粪便,禁止在鱼塘边盖猪舍或厕所。

(二) 治疗

1. 首选药物为吡喹酮

吡喹酮片。以吡喹酮计,内服,一次量,每千克体重,猪10~35毫克;犬、猫2.5~5毫克。

吡喹酮粉。以吡喹酮计,内服,一次量,每千克体重,猪10~35毫克;犬、猫2.5~5毫克。

吡喹酮咀嚼片。以吡喹酮计,内服,一次量,每千克体重,犬5毫克。每3~4日1次,连用3次。

吡喹酮硅胶棒。在犬上腹部体侧选择4厘米^{2}左右皮肤,剪毛,消毒,局部麻醉下切1厘米左右切口,在专用植入器紧贴皮下进入后,将药棒呈扇形植入犬皮下,创口缝合即可。使用剂量每千克体重100~200毫克。一般使用可按犬体重在10千克以下者,埋2支(每支0.5克),10千克以上者埋4支,20千克以上者埋5支。不推荐用于4周龄以内的幼犬。埋植1次后驱虫作用可维持2年。或遵医嘱。

2. 阿苯达唑

可用阿苯达唑片、阿苯达唑粉、阿苯达唑混悬液、阿苯达唑颗粒等。以阿苯达唑计,内服,一次量,每千克体重,猪5~10毫克;犬25~50毫克。

第二十三节 牛海绵状脑病

牛海绵状脑病俗称疯牛病,是由朊病毒引起的一种慢性、传染性、致死性的人兽共患病,是众多动物传染性海绵状脑病(TSE)的一种,属于世界动物卫生组织(WOAH)疫病名录病种,我国农业农村部规定该病为一类动物传染病。该病以潜伏期长、病情逐渐加重、中枢神经系统退化、最终死亡为特征。临床症状主要表现为行为反常、神经紧张或焦躁不安、恐惧、惊跳反射加强,具有攻击性,肌肉震颤、共济失调等神经症状。剖检可见脑灰质海绵样水肿和神经元空泡。

1985年4月,疯牛病首次在英国南部阿什福镇被发现,医学专家开始对这一世界始发病例进行组织病理学检查,于1986年11月将该病定名为BSE,并在英国报刊上报道。此后,该病迅速在英国牛群中蔓延,至1995年5月,英国已发现148 200头牛感染该病,并波及整个欧洲。进入21世纪,BSE开始蔓延至欧洲以外的地区,日本（2001年）、以色列（2002年）、加拿大（2003年）和美国（2005年）相继发现本土BSE病例；2012年巴西也发现了本土BSE病例。据世界动物卫生组织统计,截至2014年5月20日,全球共有欧洲、亚洲、北美洲和南美洲四大洲共26个国家报告发生BSE,总病例达190 652例。

一、诊断方法

(一) 病原

该病的病原体为一种被称为朊病毒的具有传染性的蛋白质颗粒,也称为朊粒、朊蛋白、朊毒体。朊病毒属于一种亚病毒因子,它既不同于一般病毒,也不同于类病毒,即不含任何种类的核酸,是一种特殊的具有致病能力的糖蛋白。朊病毒体蛋白（PrP）有两种形式,即PrPC和PrPSC。PrPC是正常细胞具有的糖蛋白,对蛋白酶敏感,存在于细胞表面,无感染性；PrPSC是由PrPC翻译后修饰而来的异构体,仅见于感染动物或人的脑组织中,对蛋白酶有一定的抵抗力,具有感染性。两者蛋白质氨基酸序列完全相同,但二级结构差异巨大,PrPC含42%的α螺旋和仅3%的β折叠,而PrPSC含有30%的α螺旋和多达43%的β折叠。目前朊病毒尚无成功的培养方法。

朊毒体的理化性质极其稳定。对核酸酶、蛋白酶有抗性；对乙醇、氯仿、丙酮、过氧化氢、甲醛、戊二醛、乙二胺四乙酸等一般化学消毒剂均不敏感；对紫外线照射、离子辐射、超声波、煮沸等物理消毒有抵抗力、134~138℃高压蒸汽1小时只能降低其传染性而不能将其完全灭活。

(二) 临床症状

海绵状脑病有两种类型，一种是经典型海绵状脑病，是由摄取了由朊病毒污染的饲料所致，平均潜伏期 5 年；另一种是非典型性海绵状脑病，目前认为所有牛群均可自发、低频率出现的疯牛病，是由正常朊蛋白突变成异常的致病性朊蛋白所致。

有证据表明，牛海绵状脑病病原无宿主特异性，除牛以外，也可使其他反刍动物以及部分灵长类动物发病。牛通常在 2~5 岁感染，4~6 岁发病，2 岁以下和 6 岁以上牛很少发生。奶牛发病率显著高于肉牛，品种、性别和遗传因素与 BSE 的感染性无关。传染源为患病动物的下脚料及肉骨粉饲料。该病不仅可经消化道或经脑内接种发生水平传播，还可以通过妊娠牛的胎盘垂直传播给子代。发病无季节性，病死率可达 100%。

病牛食欲正常，体温升高，呼吸频率增加。最常见的神经症状是精神失常、运动障碍和感觉障碍。表现为焦虑不安、恐惧、神志恍惚、磨牙；耳对称性活动困难，常一只耳伸向前，另一只耳伸向后或保持正常；运动异常、步态呈鹅步状，共济失调，四肢伸展过度，低头伸颈呈痴呆状；病牛由于胆怯恐惧而攻击靠近它的人，对触摸和声音过度敏感而表现惊恐甚至跌倒。绝大多数病牛食欲良好，但有 79% 的病例膘情下降或体重减轻，最后衰竭死亡。血液学和生化检查无异常。

(三) 病理变化

病牛脑干灰质两侧呈对称性病变，中枢神经系统的脑灰质部分出现大量的海绵状空泡，神经纤维网出现不连续的中等数量的球形和卵形空洞，细胞质减少，神经细胞肿胀呈气球状。此外，还出现明显的神经细胞变性及坏死状况。

(四) 实验室诊断

1. 病原学诊断

虽然在电镜下观察不到病毒颗粒，但目前已从 BSE 病牛脑乳剂中分离出具有异常病毒感染特征的痒病相关纤维（SAF）。SAF 的形态已通过电镜确认，因此 SAF 检查也是 BSE 的特异诊断方法之一，在被检材料不适合做组织病理学检查时尤为重要。通常以冰冻保存的脑和脊髓作为被检材料，死后已发生自溶的组织也可使用。被检材料经免疫电镜负染后，如发现病毒的管丝状颗粒含有单股 DNA，中心有一螺旋状的原纤维核，这种原纤维核即为 SAF，检测结果为阳性。

2. 免疫学诊断方法

（1）组织印迹技术　组织印迹技术是将灵敏的蛋白检测技术和解剖学组织保存技术结合起来，用于检测组织中微量的 PrPSC，其灵敏度较高，甚至可以超过一般的免疫印迹，已被广泛地用于朊蛋白的研究。

（2）斑点印迹技术　斑点印迹法灵敏度较低，但操作简便，对仪器设备要求低，适合大批量标本的筛查，易于普及推广。

（3）免疫印迹技术　该技术主要用于脑组织中 PrPSC 检测，可测出 PrPSC 的相对分子质量及其糖基化情况，PrPSC 的糖基化类型可用于区分不同类型的传染性海绵状脑病。因此该方法不仅可以检测 PrPSC，而且可对传染性海绵状脑病进行分型。由于样品需要蛋白酶 K 预处理，所以会不可避免地造成 PrPC 和少量 PrPSC 降解，从而影响了该方法的敏感性。免疫印迹技术简便、快速，对仪器设备要求低，而且不受组织自溶的影响，能在组织病理学结果阴性或可疑的情况下检出 PrPSC。目前，已成为朊蛋白研究中最常用的检测方法之一。

（4）免疫组化技术　免疫组化是利用特异性抗体直接显示组织切片上 PrPSC。由于可以对 PrPSC 的沉积进行精确的解剖学定位，这为临床病理学诊断提供翔实的客观依据。因此，具有很高的临床诊断价值。免疫组化可以检测甲醛固定、石蜡包埋的组织标本，应用面较广。

（5）酶联免疫吸附试验　该方法具有灵敏、特异、简便、快速、可定量和自动化等特点，非常适合大批量标本的普查筛选工作。目前报道的用于检测 PrPSC 的 ELISA 方法有两种：一种是间接法，另一种是双抗体夹心法。检测的灵敏度和特异性都较高，适合于大规模自动化检测。

本病要注意与牛伪狂犬病进行鉴别诊断。二者相似点在于病牛有兴奋不安、磨牙、肌肉震颤等神经症状，共济失调，步态不稳。但牛海绵状脑病病程较长，一般为 14~90 天；牛伪狂犬病病程短，病牛一般在 2 天内死亡。牛海绵状脑病临床症状多样化，病牛恐惧、震惊或沉郁，感觉或反应过敏，对光线、声音、触碰极其敏感，耳对称性活动困难，常一只耳伸向前，另一只耳伸向后或保持正常；牛伪狂犬病表现奇痒、流涎、无感觉极度过敏症状。

二、防控措施

对于牛海绵状脑病，目前尚无有效的治疗方法，也无疫苗。为了防控该病，主要采取以下综合防控措施。

1. 禁止从发病国家或地区进口活牛以及反刍动物源性肉骨粉、骨粉和饲料等风险物质

这是防范 BSE 传入的首要关口。英国发生 BSE 后，正是由于英国向许多国家输出了感染的肉骨粉，才导致 BSE 在欧洲蔓延。随后，欧盟规定禁止英国的活牛及其产品进入其他欧盟成员国或第三国。目前，全球各国的做法是，在进口风险分析的基础上，根据《OIE 陆生动物卫生法典》要求进口相关动物及其产品，并进行严格的入境检疫。

2. 发布并严格执行饲料禁令

自调查表明，饲喂反刍动物肉骨粉是 BSE 传播的基本途径后，不论 BSE 发病国家还是未发病国家都先后发布并执行了反刍动物饲料禁令（禁止反刍动物蛋白饲喂反刍动物），并适时进行了修订，其中欧盟饲料禁令最严格。例如，1994 年 7 月，欧盟禁止哺乳动物蛋白饲喂反刍动物；2001 年 1 月，欧盟引入完全饲料禁令，禁止加工动物蛋白（PAP）饲喂农场饲养动物。美国 1997 年发布饲料禁令，禁止大多数哺乳动物蛋白用于反刍动物饲料生产；2008 年又发布了加强的饲料禁令，在所有动物饲料中禁止使用特定牛源性物质。

3. 剔除特殊风险物质（SRM）

这也是防控 BSE 主要措施之一。世界动物卫生组织规定的 SRM

范围为：扁桃体、回肠末端、脑、眼、脊髓、头颅、脊柱等，且根据国家的 BSE 风险等级不同，范围也略有不同。欧盟从 2001 年 10 月起，要求剔除和销毁 SRM，不准其进入食品和饲料链。目前，欧盟规定牛科动物的 SRM 包括：12 月龄以上动物的颅骨（不包括下颌骨）、脑、眼睛和脊髓，30 月龄以上动物的脊柱（背根神经节），以及所有年龄动物的扁桃体、肠（从十二指肠到直肠）及肠系膜。

4. 开展 BSE 监测

监测是发现、控制和扑灭 BSE 的基础。世界动物卫生组织在 20 世纪 90 年代就制定了 BSE 监测指南，并不断修订，目前已经建立了以 BSE 风险状态为基础的监测体系，将监测牛群分为正常屠宰牛、临床疑似牛、死牛和紧急屠宰牛 4 类。全球各国都是以世界动物卫生组织关于 BSE 的监测要求为基础来制定本国 BSE 监测计划，开展 BSE 的主动监测和被动监测。例如，欧盟从 1998 年开始进行 BSE 的主动监测，并对正常屠宰牛的检测月龄不断调整，从 2013 年开始已不对正常屠宰牛进行 BSE 检测。

第二十四节　尼帕病毒性脑炎

尼帕病又称尼帕病毒感染、尼帕病毒性脑炎，是近年来发现的一种由尼帕病毒引起的人畜共患的急性高度致死性传染病。发病率高，主要表现为神经症状和呼吸道症状。1997 年首次在马来西亚猪群中暴发，同时感染人，其危害巨大，在生物安全上属于最危险的第四级（BSL-4）病毒。尼帕病是世界动物卫生组织的通报疫病。该病有扩散到其他国家的可能性，是一个具有重要公共卫生意义的全球性疾病。

我国目前尚未发现该病。2013 年 11 月，我国农业部（现"农业农村部"）、国家质检总局（现"国家市场监督管理总局"）将尼帕病列入了我国进境动物检疫疫病"一类传染病"名录，这一举措体现了国家动物检疫部门对于尼帕病防治的高度重视，这对建立完善我国的尼帕病防控体系，保障国门安全、国民健康具有重要的意义。

一、诊断方法

（一）病原

尼帕病毒性脑炎的病原尼帕病毒属于副黏病毒科的德拉尼帕病毒属，是一种单股负链 RNA 病毒。病毒颗粒呈球形，直径约 150 纳米，外有囊膜包裹。尼帕病毒在体外稳定性较差，对热和消毒剂敏感，56℃加热 30 分钟或常规消毒剂（如肥皂）即可灭活。果蝠（狐蝠科）是主要自然宿主，病毒可通过其分泌物污染食物或水源传播至人类或其他动物（如猪）。人类感染途径包括直接接触感染动物体液、食用受污染食物，或通过呼吸道飞沫在人际传播。病毒可引发广泛血管炎，并通过侵袭中枢神经系统导致脑炎，表现为神经元损伤和炎症反应。

（二）流行病学

果蝠（狐蝠科，尤其是狐蝠属）是尼帕病毒的主要自然宿主，病毒可长期存在于蝙蝠体内而不引起明显症状。蝙蝠通过唾液、尿液或粪便污染水果、水源等，成为病毒传播的源头。猪是最常见的中间宿主，病毒通过接触蝙蝠污染的环境（如饲料、水源）感染猪群，并引发猪的呼吸道疾病。其他家畜（如马）也可能作为中间宿主参与传播。

人类通过食用被蝙蝠污染的食物（如未洗净的水果）或接触感染动物的体液（如猪的分泌物、血液）感染。直接接触蝙蝠栖息地（如洞穴、果树）也可能导致感染。密切接触感染者（如医护人员、家庭成员）的呼吸道飞沫、唾液或排泄物可导致传播，但传播效率相对较低。

东南亚及南亚地区是本病的主要流行区域，包括马来西亚、孟加拉国、印度等。病例多呈局部暴发，与蝙蝠栖息地破坏、人类活动扩张密切相关（如森林砍伐导致蝙蝠迁移至农场）。

养猪场工人、兽医、屠宰场工作人员因接触感染动物风险较高。居住于蝙蝠活动频繁区域的人群，或食用未彻底清洗的果蔬者易受感染。

（三）临床症状

猪是尼帕病毒的主要中间宿主，临床症状以呼吸道和神经系统损害为主，不同年龄阶段的猪群表现差异显著；乳猪的爆炸性咳嗽和种猪的呼吸困难是典型早期信号，须及时隔离和扑杀以控制疫情扩散。

乳猪（幼猪）呈特征性爆炸性剧烈咳嗽，远距离即可闻及；同时伴有痉挛、肢体抽搐或其他异常行为。种猪（成年猪）表现明显呼吸困难，伴随喉咙肿胀或异常呼吸音；嗜睡或突然攻击性行为，腹部肌肉周期性痉挛。哺乳期母猪严重神经损伤，表现痉挛、肢体僵直，可能伴随意识障碍；怀孕母猪可能出现流产、死胎或产弱仔。

急性感染后期全身性衰竭，快速进展为高热、食欲废绝，最终因脑炎或呼吸衰竭死亡。

人感染后潜伏期短，为1~3周，不同的患者发病的严重程度不同，以神经系统症状为主，发热、头痛、嗜睡、呕吐、意识混乱、咳嗽、痉挛、颤抖、严重的昏迷甚至死亡。轻者无临床症状，仅血清学检测为阳性。

（四）病理变化

尼帕病毒感染猪的病理变化主要表现在呼吸系统，感染猪表现为不同程度的肺部病变，肺水肿、实变，有出血斑和出血点，小叶间结缔组织增生。气管和支气管充满泡沫样的液体，有时为血水样。脑和肾充血、水肿。少数感染猪的神经系统有明显的脑膜脑炎病变。用免疫组化法，同样也可在脑、肺、心及肾中检测到尼帕病毒。

人尼帕病毒感染患者的尸体剖检可以发现脑部病变最为严重，可见广泛性的出血和大面积的坏死。肺、心脏和肾充血，组织切片可见有血管炎，小动脉、静脉、毛细血管内皮损伤，血管壁坏死、出血及死亡细胞脱落到血管腔内形成血栓。用免疫组化法，可在脑、肺、心及肾中检测到尼帕病毒。

（五）实验室诊断

根据本病的发病年龄、症状表现及流行病学特点可作出初步诊断，确诊还须通过实验室的检测，包括病毒分离、电镜观察、免疫组织化学法、中和试验、补体结合试验、间接 ELISA、竞争 ELISA、夹心 ELISA、RT-PCR、基因序列分析、免疫蚀斑分析等。

二、防控措施

目前对该病尚无有效的药物和治疗方法，只能采取强制措施，对疑似或确诊感染的猪及其同群猪立即扑杀，并对猪场、运输工具、排泄物等进行彻底消毒，阻断病毒传播链；疫区封锁期间禁止活畜转运，防止疫情扩散至其他区域；加强蝙蝠活动区域及养猪场的病毒监测，重点排查呼吸道症状异常或行为突变的猪群。规范养殖流程，避免饲料、水源被蝙蝠分泌物污染；养殖人员须穿戴防护装备，接触动物后严格消毒。

附录　全国畜间人兽共患病防治规划（2022—2030年）

人兽共患病防治工作事关畜牧业高质量发展和人民群众身体健康，事关公共卫生安全和国家生物安全，是贯彻落实乡村振兴战略和健康中国战略的重要内容，是政府社会管理和公共服务的重要职责。为落实习近平总书记关于"人病兽防、关口前移"的重要指示精神，加强畜间人兽共患病防治工作，依据《中华人民共和国动物防疫法》《中华人民共和国传染病防治法》《中华人民共和国进出境动植物检疫法》《中华人民共和国生物安全法》等法律法规，编制本规划。

一、防治形势

（一）防治成效

近年来，国家出台一系列政策措施，推进畜间人兽共患病防治工作，取得显著成效。法律法规不断健全，修订动物防疫法，颁布生物安全法，实施国家中长期动物疫病防治规划，完善畜间人兽共患病防治配套规章、应急预案和技术标准规范。防治机制不断优化，落实地方政府属地管理、部门监管和生产经营者主体责任，健全强制免疫、监测流调、应急处置、区域化管理、联防联控等制度。防疫体系不断完善，推进动物防疫行政管理、监督执法和技术支撑体系建设，改善动物疫病监测、检疫监督等基础设施和装备条件。疫情形势总体稳定，高致病性禽流感等畜间人兽共患病得到有效控制，全国基本消灭了马鼻疽，日本血吸虫病、棘球蚴病（包虫病）、狂犬病等得到稳定控制，畜间流行率显著降低。

（二）困难挑战

我国畜禽饲养基数大，动物疫病种类多、分布广，部分疫病在局部地区出现反弹，防治形势依然复杂严峻。一是畜间人兽共患病种类多，病原复杂，流行范围广。高致病性禽流感疫情随候鸟迁徙传播的风险持续存在，布鲁氏菌病（以下简称"布病"）疫情在一些地区居高不下，局部地区牛结核病和包虫病疫情形势依然严峻，炭疽病原感染及传播途径更趋复杂。二是基层动物防疫体系职能淡化、力量弱化、支持虚化等问题比较突出。一些地方对畜间人兽共患病防治重视不够，经费保障不足，设施设备陈旧老化，基层机构大量撤并，专业技术人员匮乏，动物防疫、检疫和监管工作存在短板漏洞。三是畜禽养殖总量大，规模化程度总体不高，生物安全水平较低。中小规模养殖场户占比高，生物安全防护意识和能力参差不齐，部分养殖场户对畜间人兽共患病危害认识不足，防疫主体责任落实不到位。活畜禽长途调运和市场交易频繁，传统的养殖、流通和消费方式在短期内难以根本改变，疫病发生和跨区域传播扩散风险持续存在。四是周边及主要贸易国家和地区动物疫情频发，多种外部风险因素相互交织，防治任务繁重艰巨。随着全球化进程加快，动物及动物产品跨境流动频繁，外来畜间人兽共患病传入风险不断加大。野生动物疫源疫病跨种传播感染人和畜禽的情况时有发生，气候环境和生态系统变化以及极端天气增多，进一步加大畜间人兽共患病发生、传播和扩散风险。

（三）面临机遇

习近平总书记在十九届中央政治局第三十三次集体学习时对畜间人兽共患病防治提出明确要求，强调要坚持人病兽防、关口前移，从源头前端阻断人兽共患病的传播途径。2022年中央一号文件明确提出，要做好人兽共患病源头防控。随着经济社会发展和人民生活水平的提高，人民群众对畜牧业生产安全、动物产品质量安全和公共卫生安全的要求不断提升，为做好畜间人兽共患病防治奠定了良好社会基础。当前，我国正开启全面建设社会主义现代化国家新征程，全面实施乡村振兴战略和健康中国战略，推动构建"人类卫生健康共同体"，为兽医卫生事业全面融入国家公共卫生体系，推动畜间人兽共患病防治工作再上新台阶提供了重要战略机遇。国家颁布实施生物安全法，修订实施动物防疫法等法律法规，为加强畜间人兽共患病防治知识宣传教育、落实关键防治措施、实施科学精准防治和有效防控提供了有力法治保障。

二、总体思路

（一）指导思想

以习近平新时代中国特色社会主义思想为指导，深入贯彻落实党中央、国务院关于全面加强国家生物安全风险防控和治理体系建设的决策部署，坚持人民至上、生命至上，实行积极防御、系统治理，健全完善畜间人兽共患病防治体制机制，全面夯实基层基础，提升风险防范和综合防治能力，有计划地控制、净化和消灭若干种严重危害畜牧业生产和人民群众健康安全的畜间人兽共患病，维护畜牧业生产安全、公共卫生安全和国家生物安全。

（二）基本原则

1. 源头防治，突出重点。坚持人病兽防、关口前移，实行预防为主、预防与控制净化消灭相结合的方针，聚焦重点病种，织密筑牢防治畜间人兽共患病的第一道防线，从前端阻断传播路径，切实降低流行率，有效防范传播风险。

2. 政府主导，多方参与。严格落实地方各级人民政府属地管理、部门监管和生产经营者主体责任，采取监督指导和激励相结合的措施，调动从业者主动防疫的内生动力，鼓励和引导社会力量广泛参与，形成政府、部门、社会组织和生产经营者分工明确、各司其职的防治机制。

3. 因地制宜，因病施策。实行一病一策、分类指导，分病种、分区域、分阶段采取差异化防治策略，根据不同病种的流行规律、传播特点和防治现状，制定实施有针对性的防治措施，精准防治，逐步实现从场群、区域到整体的控制、净化和消灭目标。

4. 协调配合，统筹推进。有效整合现有畜间人兽共患病防治资源，理顺防治体制机制，明确各方事权，协调各方力量，强化联防联

附 录 全国畜间人兽共患病防治规划（2022—2030 年）

控和群防群控，形成防控合力。确定国家重点防治病种，突出重点区域、聚焦重点环节、落实重点措施，统筹推进各项防治工作。

（三）防治目标

到 2030 年，逐步形成有效保障畜牧业高质量发展和人民群众身体健康的畜间人兽共患病防治能力，动物防疫机构队伍、法律法规和基础设施更加完善，应急响应机制更加健全，快速感知和识别新发突发疫病能力不断提高，全社会协同防范能力和水平显著提升。重点防治病种得到有效控制，畜间布病、牛结核病、包虫病等病种流行率明显下降，高致病性禽流感稳定控制，炭疽疫情保持平稳，马鼻疽实现消灭，犬传人狂犬病逐步消除，日本血吸虫病实现消除。常规防治病种流行率稳定控制在较低水平。重点防范的外来疫病传入和扩散风险有效降低。

专栏 1　实施防治防范的主要畜间人兽共患病

病种分类	病种
重点防治（8 种）	高致病性禽流感、布病、牛结核病、狂犬病、炭疽、包虫病、日本血吸虫病、马鼻疽
常规防治（14 种）	弓形虫病、钩端螺旋体病、沙门氏菌病、日本脑炎（流行性乙型脑炎）、猪链球菌Ⅱ型感染、旋毛虫病、囊尾蚴病、李氏杆菌病、类鼻疽、片形吸虫病、鹦鹉热、Q 热、利什曼原虫病、华支睾吸虫病
外来防范（2 种）	牛海绵状脑病、尼帕病毒性脑炎

专栏 2　重点畜间人兽共患病防治目标

病种	到 2025 年	到 2030 年
高致病性禽流感	全国达到控制标准，部分区域达到免疫无疫标准	全国维持控制标准，进一步扩大免疫无疫区域
布病	50%以上的牛羊种畜场（站）和 25%以上的规模奶畜场达到净化或无疫标准	75%以上的牛羊种畜场（站）和 50%以上的规模奶畜场达到净化或无疫标准
日本血吸虫病（预期性）	有效控制和消除危害，全国达到传播阻断标准	全国达到消除标准

（续表）

病种	到 2025 年	到 2030 年
包虫病	98%以上的流行县家犬及家畜病原学监测个体阳性率控制在 5%以下	100%的流行县家犬及家畜病原学监测个体阳性率控制在 5%以下
狂犬病	注册犬免疫密度达 90%以上，免疫犬 100%建立免疫档案	注册犬免疫密度达 95%以上，免疫犬 100%建立免疫档案
牛结核病	25%以上的规模奶牛养殖场达到净化或无疫标准	50%以上的规模奶牛养殖达到净化或无疫标准
炭疽	重点地区应免家畜免疫密度达 90%以上，畜间疫情保持点状低发	重点地区应免家畜免疫密度达 95%以上，畜间疫情保持点状低发
马鼻疽	全国消灭	维持全国消灭

三、策略措施

对重点防治病种，国家制定防治技术规范、标准，根据防控需要制定应急实施方案，实行全国统防、部门联防、一病一策、精准治理、区域协同、有效防控。对境外流行、尚未传入的畜间人兽共患病，加强风险防范、监测预警和应急准备，加强口岸和边境防控，强化联防联控。

（一）高致病性禽流感

目前我国高致病性禽流感防控形势总体平稳，要继续落实免疫、监测、扑杀等综合防治措施。

重点防治措施。一是做好强制免疫。坚持预防为主，全面开展家禽强制免疫和抗体监测，确保家禽群体免疫保护水平。有条件的地区，可根据监测评估结果和防治实际探索建立免疫退出机制。二是加强监测预警。组织实施家禽和野禽监测计划，密切监视禽流感病毒流行动态、毒株变异、致病力变化情况。三是严格检疫监管和市场准入。严禁未经检疫、来源不明的家禽及产品入市销售，严格执行活禽市场防疫管理制度，加强疫病监测，发现禽流感病毒污染立即采取休市、消毒等应急处置措施。县级以上地方人民政府应当根据本地情况，依法决定在城市特定区域禁止活禽交易。倡导健康消费理念，加快推进"规模养殖、集中屠宰、冷链运输、冰鲜上市"的生产消费模式。四是推进区域化管理。鼓励、支持各地及养殖场户开展高致病性禽流感净化场、无疫小区和无疫区建设,不断提高家禽养殖场所生物安全水平。

(二) 布病

目前我国布病防控形势严峻,对牛羊健康养殖和公共卫生安全构成较大威胁,要继续坚持免疫与净化相结合,严格落实各项综合防治措施,逐步降低畜间流行率。

重点防治措施。一是实施专项防控行动。实施畜间布病防控五年行动方案,强化条件保障,做好技术支持,加强督促指导,全面落实监测、免疫、扑杀、消毒、无害化处理、人员防护等关键措施。二是推进区域化管理。各地根据布病流行状况和畜牧业产业布局,以县为单位确定免疫区和非免疫区,免疫区严格规范开展布病强制免疫,非免疫区强化日常监测和剔除,加大对高风险畜群、地区和环节监测力度。积极推进布病净化场、无疫小区、无疫区建设,提升养殖环节生物安全水平。三是强化牛羊调运监管。严格落实牛羊产地检疫和落地报告制度,做好隔离观察。全面实施畜禽运输车辆和主体备案制度,加强活畜跨区域调运监管,严格指定通道管理。除布病净化场、无疫小区、无疫区,以及用于屠宰和种用乳用外,跨省调运活畜时,禁止布病易感动物从高风险区域向低风险区域调运。四是加强奶畜风险监测。支持奶畜养殖场户开展布病自检,探索建立生鲜乳布病等病原微生物风险监测评估制度。

专栏3 布病防控五年行动

农业农村部印发《畜间布鲁氏菌病防控五年行动方案(2022—2026年)》(农牧发〔2022〕13号),按照源头防控突出重点、因地制宜综合施策、技术创新强化支撑、健全机制持续推进的基本原则,全面落实监测排查、强制免疫、消毒灭源、净化无疫、检疫监督、调运监管、疫情处置、宣传培训、效果评估9项重点任务,强化组织指导、经费保障、技术支持、措施联动、进展反馈等5项保障措施。力争通过5年时间,有效降低畜间布病总体流行率,提升牛羊群体健康水平,建成一批高水平的牛羊布病净化场和无疫小区。

(三) 牛结核病

我国牛结核病在奶牛群体中仍有一定程度流行，防控形势不容乐观，要坚持预防为主，严格落实监测净化、检疫监管、无害化处理等综合防治措施。

重点防治措施。一是加强监测。加大养殖场、屠宰场和交易市场监测力度，及时准确掌握病原分布和疫情动态，科学评估风险，逐步建立完善奶牛个体档案和可追溯标识，对感染牛及时追踪溯源，并对溯源牛群进行持续监测。二是加快推进净化工作。制定净化实施方案，分区域、分步骤统筹推进牛结核病净化工作。对养殖场户实行分类指导、一场一策、逐步净化，有计划地开展防治工作。三是加强生物安全管理。指导养殖场户加强生物安全防控，落实日常消毒措施，提高生物安全水平，及时扑杀牛结核病感染牛，并进行无害化处理。四是加强奶牛群体风险监测。支持奶牛养殖场户开展牛结核病自检，探索建立生鲜乳牛结核病等病原微生物风险监测评估制度。

(四) 狂犬病

狂犬病是我国法定报告传染病中病死率最高的人兽共患病，要强化免疫、监测流调、疫情处置等关键防治措施落实。

重点防治措施。一是严格实施犬只免疫。指导犬只饲养单位和个人要切实履行法定义务，定期为犬只接种狂犬病疫苗，确保构筑有效免疫屏障。各地可根据狂犬病流行情况、监测评估结果和当地实际，将犬只狂犬病纳入地方动物疫病强制免疫病种。推进狂犬病免疫接种点建设，规范动物诊疗机构接种管理，对免疫犬只建立免疫档案。二是开展监测流调。对出现异常攻击行为或发生不明原因死亡的疑似患病动物及时开展病原学监测，发现确诊病例及时开展疫情溯源和流行病学调查。三是做好应急处置。发生疑似动物狂犬病疫情，及时划定高风险场所或区域，落实传染源调查、高风险区犬只紧急免疫等应急处置措施，严格按规定对染疫动物进行无害化处理。四是加强流浪犬和农村犬只防疫管理。按照动物防疫法规定，指导乡镇人民政府、街道办事处、村（居）民委员会做好本辖区流浪犬的控制和处置，防止疫病传播；县级人民政府和乡级人民政府、街道办事处要结合本地实际做好农村地区饲养犬只的防疫管理工作。

（五）炭疽

目前我国炭疽疫情总体呈点状发生态势，有明显的季节性、区域性，以老疫点和疫源地为高发地区，要强化监测排查、应急处置、针对性免疫、检疫监管等综合防治措施。

重点防治措施。一是做好监测报告。加强高发季节高风险地区监测预警，及早发现和报告疫情。二是严格规范处置疫情。按照"早、快、严、小"原则做好疫情处置，对病畜进行无血扑杀和无害化处理，掩埋点设立永久性警示标志，疫源地周边禁止放牧。三是做好针对性免疫。根据疫情动态和风险评估结果制定重点地区免疫计划，适时开展家畜免疫。四是加强动物卫生监管。严格检疫和调运监管，严厉打击收购、加工、贩运、销售病死动物及其产品等违法违规行为，对死亡动物严格执行"四不准一处理"（不准宰杀、不准食用、不准出售、不准转运，对死亡动物进行无害化处理）措施。加强日常监管，重点地区要加强病死草食动物无害化处理专项整治，根据防控需要配备可移动大动物尸体焚化设备。

（六）包虫病

目前我国包虫病疫情总体比较平稳，四川、西藏、青海等地区疫情相对较重，要实施以控制传染源为主、中间宿主防控与病人查治相结合的综合防治策略。

重点防治措施。一是做好家犬驱虫。包虫病流行区强化家犬登记管理，按户建立家犬驱虫登记卡。全面实行家犬拴养，因地制宜实施限养。根据当地实际定期开展犬驱虫。做好犬粪深埋、焚烧等无害化处理工作。二是加强流浪犬管控。乡镇人民政府、街道办事处、村（居）民委员会要采取措施控制并减少流浪犬数量，在流浪犬聚集场所或经常出没区域定期投放驱虫药饵，并集中收集犬粪进行无害化处理。三是加强综合防疫管理。做好家畜免疫，每年对新生羔羊和新补栏羊进行免疫接种，有条件的地区可对牦牛等进行免疫接种。做好易感动物监测，对牛、羊及家犬做好病原学监测，对免疫动物开展抗体监测。强化家畜屠宰管理，规范开展屠宰检疫，做好病变内脏的无害化处理，不得随意丢弃家畜脏器。四是加强流行区宣传教育。对牧民和养殖、屠宰、交易等环节从业者做好防治知识宣传，引导养成良好卫生习惯，不随意丢弃家畜内脏，不用生鲜内脏喂犬，对病变内脏进行无害化处理。

（七）日本血吸虫病

日本血吸虫病是严重危害人体健康的重大畜间人兽共患病，要坚持以控制传染源为主的综合防治策略，实施人畜同步查治。

重点防治措施。一是开展家畜疫情监测。开展家畜血吸虫病疫情监测，每年按照国家动物疫病监测与流行病学调查计划进行家畜查治，控制家畜感染，实行网络化和信息化管理，掌握疫情动态。二是加强家畜传染源管理。大力推进农业耕作机械化，逐步淘汰耕牛或以机耕代牛耕，在暂未淘汰耕牛的流行区逐步推行家畜集中圈养。鼓励有条件的流行区发展替代养殖业，减少易感动物饲养量。加强家畜粪便管理，在血吸虫病疫区实施沼气池建设，对人、畜粪便进行无害化处理，通过发酵等方式杀灭虫卵，减少直接排放污染环境，有效切断传播途径。做好流行区易感家畜的检疫工作。三是实施农业灭螺工程。结合农业种植结构调整，对符合条件的水田实施水改旱或者水旱轮作。在有钉螺分布的低洼沼泽地带（非基本农田）开挖池塘、实施标准化池塘改造，发展优质水产养殖业，实行蓄水灭螺。

（八）其他畜间人兽共患病

针对畜间人兽共患病传播流行的三个环节（传染源、传播途径、易感动物），实施综合防治措施，积极开展病媒生物防制和消杀，加强饲养管理，不断提高养殖场所生物安全水平。

重点防治措施。对马鼻疽，继续实施消灭计划，严格落实监测、扑杀、无害化处理、移动控制等关键措施。对日本脑炎（流行性乙型脑炎）、猪链球菌Ⅱ型感染和鹦鹉热，在流行区域对猪、马、牛、羊等易感家畜进行疫苗接种。对旋毛虫病、囊尾蚴病，以屠宰场为重点，严格宰后检疫检验，做好污染肉品的无害化处理。对其他常规防治病种，加强饲养管理、环境消毒、无害化处理、药物治疗、疫病净化，加强人员防护和个人卫生。对牛海绵状脑病、尼帕病毒性脑炎等外来病种，加强国际疫情监视，做好传入风险分析和预警；加强联防联控，健全跨部门协作机制，强化入境检疫和边境监管措施，提高人兽共患病发现识别和防控能力；在边境、口岸等高风险区域开展应急演练，提高应急处置能力。

四、重点任务

(一) 完善防治措施

深入推进畜间人兽共患病强制免疫先打后补改革，完善以养殖场户为责任主体，以企业执业兽医、乡村兽医、村级防疫员和特聘防疫专员等社会化服务队伍为技术依托的强制免疫网络。严格落实疫情报告制度，明确疫情报告责任和标准，健全疫情报告体系。完善畜间人兽共患病应急预案和应急响应机制，加强应急物资和能力储备。加强牛羊屠宰管理，有序推进牛羊集中或定点屠宰，健全入场动物查证验物、待宰采样检测和检验检疫制度，建立牛羊屠宰场基础信息系统，强化与动物检疫电子出证系统对接，实现牛羊从产地到屠宰的全程闭环监管。有条件的省份，省级农业农村主管部门在严格确保生物安全的前提下，可探索开展布病、包虫病、牛结核病监测阳性动物集中无害化处理和资源化利用试点。

(二) 抓好监测净化

完善监测预警体系，健全以国家兽医实验室和省市县三级动物疫病预防控制机构为主体的畜间人兽共患病监测预警网络。加强专项监测，有针对性地开展常规监测、净化监测和无疫监测，做到及时发现、快速感知、准确识别。加强宠物疫病、野生动物疫源疫病、外来动物疫病监测预警。强化同卫生健康、海关、林草等部门沟通协调和资源共享，及时相互通报监测信息。强化畜间人兽共患病净化工作，推进防治工作从有效控制向净化消灭转变。建立完善相关奖补政策和激励机制，加快推进畜间人兽共患病净化场、无疫小区和无疫区的建设，建成一批高水平畜间人兽共患病净化场和无疫小区。通过示范带动、典型引领，不断提升养殖环节生物安全水平。

> **专栏4　畜间人兽共患病净化**
>
> 　　农业农村部印发《农业农村部关于推进动物疫病净化工作的意见》（农牧发〔2021〕29号），按照企业主体政府支持、因地制宜分类施策、点面结合整体推进的基本原则，通过明确净化范围、集成净化技术、完善净化模式、做好净化指导、开展净化评估等措施，以种畜场、奶畜场和规模养殖场为对象，稳步推进布病、牛结核病等畜间人兽共患病净化；以种畜禽场和规模养殖场为切入点，探索开展高致病性禽流感等重大动物疫病净化。

（三）强化科技支撑

积极支持有条件的单位开展畜间人兽共患病防治相关技术研究和推广，实施新发畜间人兽共患病应急科研攻关储备项目。建设国家人畜共患传染病防控技术研究中心、国家动物疫病防控技术集成创新中心和区域动物疫病防控技术集成基地，组织开展多部门、跨学科联合攻关，加强动物疫病预防控制机构、科研院所和企业科研资源集成融合，构建基础性、前沿性、实用性技术研究、集成创新和示范推广平台，增强防治技术原始创新、集成推广和引进吸收转化能力，解决制约防治工作的关键技术问题。加强畜间人兽共患病检测试剂、标准样品、仪器设备、治疗药物、中医药技术等方面的研发推广，加快推进新型疫苗和快速诊断与鉴别诊断技术产品的引进、研发、注册和应用，完善相关畜间人兽共患病诊断检测标准，健全畜间人兽共患病菌毒种库、疫苗和诊断制品标准物质库。

（四）推进智慧防治

实施智慧防疫能力提升行动，全面提升畜间人兽共患病系统治理能力。运用互联网、大数据、人工智能、区块链等现代信息技术，织牢织密监测预警网络。建立以动物移动监管为核心的全链条智慧监管体系，建成覆盖养殖场户、屠宰企业、指定通道、无害化处理场、交易市场的智能监控信息系统，开展动物养殖、运输、交易、屠宰、无害化处理等全链条精细化监管，实现养殖档案电子化、检疫证明无纸化、运输监管闭环化。将信息系统配备及与政府监管系统对接情况，纳入养殖场、屠宰场等标准化示范创建，以及动物疫病净化场、无疫小区和无疫区建设评估验收内容，不断提高智慧监管能力水平。

专栏5　全国智慧防疫能力提升行动

以规模养殖场和畜禽屠宰场点为关键控制节点，以直联直报系统、牧运通App及省级畜牧兽医信息平台等为支撑，建立健全养殖、运输、屠宰全链条防疫、检疫监管智慧信息系统。逐步建设覆盖全国所有规模养殖场和畜禽屠宰场的视频监控系统，对规模养殖场实施电子养殖档案管理，逐步实现养殖档案电子化、屠宰管理标准化、检疫证明无纸化。

（五）加强宣传教育

制订畜间人兽共患病防控培训计划，对动物养殖、屠宰加工、动物疫病防控等高风险从业人员，加强畜间人兽共患病防治技术培训，分类编制畜间人兽共患病防治指南，定期组织开展专项健康教育。监督相关单位建立健全人员防护制度，采取有效的卫生防护、医疗保健措施，定期组织工作人员开展健康检查。利用多种方式和重要节点，开展形式多样的主题宣传活动，广泛宣传畜间人兽共患病防治政策和知识，倡导健康饮食和良好生活习惯，增强社会公众防范意识。

（六）完善服务体系

着力培育多元兽医社会化服务组织，完善以执业兽医、乡村兽医为主体，其他兽医从业人员和社会力量为补充的兽医社会化服务体系。鼓励社会化服务体系为生产经营主体提供疫病检测、诊断和治疗等防治服务。积极推进将强制免疫、采样监测、协助检疫等兽医公益服务事项交由社会化服务体系承担。建立完善兽医社会化服务相关制度和标准，强化监督管理，加快构建政府主导的公益性兽医社会化服务与市场主导的经营性兽医社会化服务深度融合的长效机制。

（七）夯实基层基础

加强基层动物防疫体系建设，开展基层动物防疫体系运行效能评估，重点强化市县级动物疫病预防控制机构和动物卫生监督机构，明确机构设置和职能定位，充实畜间人兽共患病防控力量，足额配齐配强乡镇专业人员，实行定责定岗定人，完善工作机制，提升专业能力。各级农业农村部门要加强统筹协调和工作调度，指导动物疫病预防控制机构、动物卫生监督机构、农业综合行政执法机构加强协调配合，共同做好畜间人兽共患病防治工作。协调建立分级投入、分级管理机制,推动地方财政加大兽医实验室投入,加强对不同生物安全级别的实验室的建设和管理。

五、组织保障

(一)强化责任落实

省级农业农村部门要报请省级人民政府,成立畜间人兽共患病防治工作领导小组,加强组织协调和统筹调度,分解目标任务,明确各方责任。结合本地畜间人兽共患病流行情况和经济社会发展状况,制定实施本行政区域的畜间人兽共患病防治规划。全面落实政府属地管理责任、部门监管责任和生产经营者主体责任,确保畜间人兽共患病防治规划各项目标任务和措施落到实处。

(二)强化条件保障

省级农业农村部门要统筹使用中央财政动物防疫补助等经费项目,协调加大省级财政支持力度,全面推进免疫、监测、流调、扑杀、净化、评估、检疫监督、无害化处理、应急处置、人员防护等畜间人兽共患病防治工作。县级以上地方人民政府要采取措施稳定畜间人兽共患病防控队伍,将畜间人兽共患病防治经费纳入本级财政预算,保障公益性事业经费支出,落实畜牧兽医医疗卫生津贴等相关待遇,确保畜间人兽共患病防治责有人负、活有人干、事有人管。

专栏 6　重点支持政策项目

1. 强制免疫补助:主要用于开展动物疫病强制免疫、免疫效果监测评价、疫病监测和净化、人员防护等相关防控措施,以及实施强制免疫计划、购买防疫服务等方面。对符合条件的养殖场户实行强制免疫"先打后补",在 2025 年年底前逐步全面停止政府招标采购强制免疫疫苗;对暂不符合条件的养殖场户,继续实行省级集中招标采购强制免疫疫苗。

2. 强制扑杀和销毁补助:主要用于预防、控制和扑灭动物疫病过程中,被强制扑杀动物的补助和农业农村部门组织实施销毁的动物产品和相关物品的补助等方面。补助对象为被依法强制扑杀动物的所有者、被依法销毁动物产品及相关物品的所有者。

3. 养殖环节无害化处理补助:主要用于养殖环节死猪无害化处理等方面。按照"谁处理,补给谁"的原则,补助对象为承担无害化处理任务的实施者。

4. 陆生动物疫病病原学监测区域中心建设:在畜禽养殖密集、动物疫病流行状况复杂、防控任务重的地区,依托地市级动物疫病预防控制机构,更新改造升级病原学监测实验室,提升病原学监测能力,及时准确掌握相关病种的流行态势和病原分布状况,提升监测调查和预警分析能力。

5. 边境动物疫情监测站建设:为加强边境动物及陆生野生动物的疫病监测预警和风

(续表)

险防范能力，在外来病传入高风险区的内陆边境县建设边境动物疫情监测站，承担边境地区优先防治病种以及重点防范外来病的监测、流行病学调查、巡查监视和信息直报任务。

6. 动物防疫指定通道建设：对经省级人民政府批准设立的动物防疫指定通道相关设施设备进行更新或改造，配备监督执法和信息化装备设施，提升查证验物能力，堵截染疫动物，控制流通环节动物疫病传播扩散风险。

7. 牧区动物防疫专用设施建设：在牧区县和半牧区县建设牧区动物防疫专用设施，解决牧区防疫工作中由于放牧大动物数量多导致的家畜不易保定、免疫监测工作难开展等问题，确保免疫、监测、诊断等防控工作有效开展，提高动物防疫工作质量和效果。

（三）强化机制创新

理顺畜间人兽共患病防治工作机制，健全行政管理、技术支撑和监督执法体系，明确各类工作机构职能定位，加强协调配合，增强防治合力。完善农业农村、卫生健康、海关、林草等部门参与的畜间人兽共患病防治协作机制，建立情况通报、联合会商、分析研判、风险评估等工作制度，加强信息沟通和措施联动。探索利用大数据信息、人工智能技术确定重点人群和对象，精准推送畜间人兽共患病防治信息，及时发布疫病监测情况和风险提示，增强相关从业者和社会公众的防疫意识和能力。

（四）强化督促指导

省级农业农村部门要会同有关部门，依据本规划制定畜间人兽共患病防治任务清单和监测指标，组织开展督促指导和跟踪评价。对在动物防疫工作、相关科学研究、动物疫情扑灭中作出贡献的单位和个人，各级人民政府和有关部门按照国家有关规定给予表彰、奖励。要将职务职级晋升和职称评定、表彰奖励向业绩突出、考核优秀的基层动物防疫人员倾斜。农业农村部将组织对规划实施情况开展阶段性评估指导，结合春防秋防检查，定期调度和通报有关情况，并将结果与动物防疫补助等经费项目费分配挂钩。

参考文献

陈溥言，2017. 兽医传染病学［M］. 6版. 北京：中国农业出版社.

陈为民，唐利君，2021. 人兽共患传染病［M］. 武汉：湖北科学技术出版社.

陈杖榴，2009. 兽医药理学［M］. 3版. 北京：中国农业出版社.

崔言顺，焦新安，2008. 人畜共患病［M］. 2版. 北京：中国农业出版社.

李长强，2017. 家禽寄生虫病防治手册［M］. 北京：化学工业出版社.

李连任，2017. 家畜寄生虫病防治手册［M］. 北京：化学工业出版社.

刘明远，柳增善，任洪林，2004. 人兽共患病［M］. 2版. 北京：科学出版社.

陆承平，2013. 兽医微生物学［M］. 5版. 北京：中国农业出版社.

杨汉春，2011. 动物免疫学［M］. 2版. 北京：中国农业大学出版社.

张中文，2005. 兽医基础［M］. 北京：中央广播电视大学出版社.

朱俊平，2023. 畜禽疫病防治［M］. 3版. 北京：高等教育出版社.